読むだけで身体と心がととのうヨガ

人生が輝く魔法のヨガ・メソッド50

日本ヨーガ瞑想協会会長
綿本彰

主婦と生活社

はじめに

『読むだけで、身体と心がととのうヨガ』。

そのタイトルを目にした多くの方が、期待と疑いとが複雑に入り混じった心境で、このページを開いておられることと思います。

「読むだけのヨガ」って何のことなのか。本当に身体と心がととのうのか……。

ヨガは本来、「心や生き方をととのえるメソッド」です。

その方法論として生み出されたポーズや呼吸法ばかりが注目されてきたので、「ヨガは身体を動かすもの」「身体がやわらかくないとできないもの」というイメージが、世間では広まってしまったのかもしれません。

でも、ヨガの本質やポーズの根本を押さえると、身体が硬くても、もっと言えば身体を動かさなくても、身体も呼吸も心もすべてをととのえることが可能だということが見えてきます。「読むだけ」で、身体も心もじわじわととのい、すっきり元気な自分を取り戻すことができるのです。

実際、私も山積みの仕事でヘトヘトになったとき、この本を最初から読み返すと、不思議なくらい、心身がみるみるととのっていくので、私自身とても重宝しています（笑）。

読んでいるだけなのに、姿勢や呼吸や心がととのっていく独特の感覚と共に、気がつけば「生き方」までととのっているという不思議な一冊。

みなさまには、ぜひそんな魔法のような効果を実感していただき、さらに「ととのいの輪」が大切な人たちへと広がっていき、やさしくやわらかな循環が生み出されることを願っています。

綿本彰

CONTENTS

第3章
「脳」に効くヨガのアプローチ

第5章 「人生」がととのうヨガの哲学

3つの特長

読むだけで心身がととのう理由

ポーズだけがヨガではありません。身体を動かすことが苦手な方や、時間、場所が確保できない方でも、気軽にヨガを楽しむ方法を紹介します。

その1 イメージの力で、「心」と「身体」がととのいます。

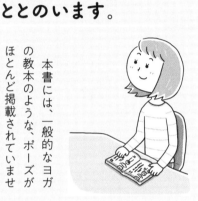

本書には、一般的なヨガの教本のような、ポーズがほとんど掲載されていません。ポーズの代わりに、さまざまなイメージや瞑想法を行うことで、ポーズを行うのと同じような効果が得られ、心と身体がととのうように設計されています。

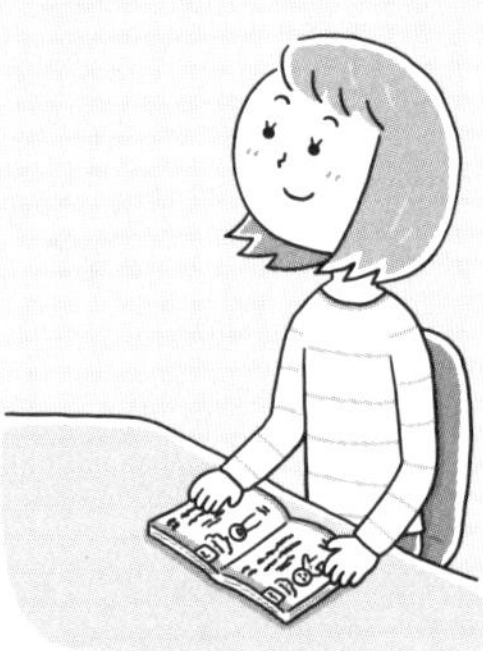

その2 ヨガの哲学を学べて「人生」が豊かになります。

ヨガの本来の目的は、「心をベストな状態にする」こと。そのためにポーズや呼吸などのアプローチが使われることが多いのですが、それにとどまらず物事の受け止め方をととのえて、より幸せに生きていくことを目指す、哲学的な部分もたくさんあるのです。

本書では、ヨガの深い哲学を、やわらかく噛み砕いて紹介しているので、「生き方」そのものがととのい、「人生」が豊かになります。

その3 理論と実践がセットになった「50のととのい術」は誰でも簡単に取り組めます。

本書で紹介する「50のととのい術」は、すべてヨガの根本的な考え方に基づいています。また、理論と実践方法がセットで紹介されています。

物事の捉え方や生き方など、理論だけになってしまいがちな分野も、「心身《しんしん》一如《いちにょ》」の理論に基づいたエクササイズがセットになっているので、気軽に実践できます。

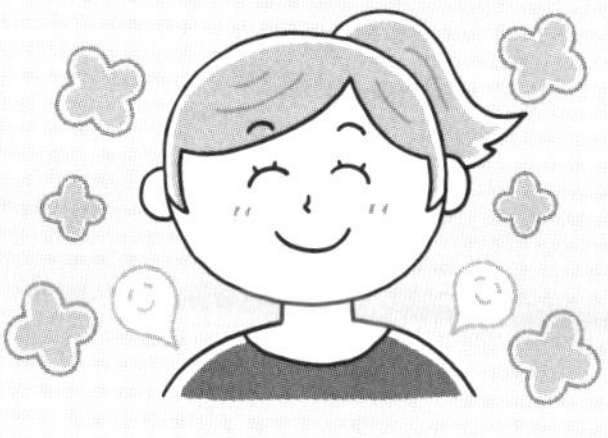

知ってる!? 「心身一如《しんしんいちにょ》」

ヨガの根本にあり、東洋に共通するもので、「心と身体は一つのもの」という考え方です。心と身体のつながりを深く理解していくと、ポーズを使わなくても、身体をととのえること、心をととのえることが可能になります。

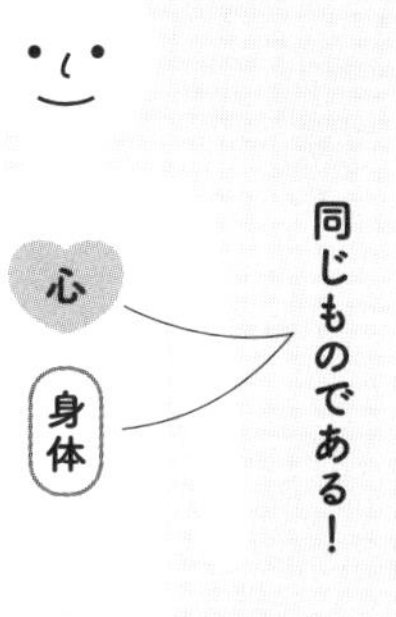

本書の4つの使い方

本書のメソッドは、数千年前に書かれたヨガの教本『ヨガスートラ』に従って、①身体、②呼吸、③脳、④心、⑤生き方をととのえる流れになっています。効果的な4つの読み方をご紹介します。

① 最初から順番に読む

1章から順に、一つずつ着実に実践していくと、最もスムーズに自分をととのえることができます。

1章

ヨガの古典教本では、最もととのえやすい「身体」からはじめるように教えています。本書では、ほとんどポーズを使わずに効果が得られるように、姿勢をととのえるテクニックや、イメージによる方法を紹介しています。

2章

身体をととのえた後は、「呼吸」をととのえることが大切です。ヨガの世界で古くから伝えられている呼吸法やイメージなどを使って、抑圧された呼吸を解放し、心地良い呼吸へとととのえます。

3章

「脳」をリセットすることで、心を乱す原因を断ち切ります。古典的なヨガでは、ダーラナ（集中）と呼ばれる段階で、脳の特性を利用しながら、脳の注意をストレス源から引き離し、落ち着いた状態へと導きます。

4章

集中によって脳がリセットできたら、目の前の物事を大らかに受け止める、「心」の柔軟さを育む段階に入ります。主に、ヨガや仏教の中で行われている古典的な瞑想法を、実践しやすくアレンジしました。

5章

「生き方」をととのえる章です。ヨガが目指しているのは、ととのった心の状態で幸せに生きること。最終章では、東洋哲学の教えを、現代の状況に照らし合わせて解説した上で、その感覚を会得する方法を紹介します。

2 気になるパートから読む

とくに気になるパートがあるなら、そのページから読んでももちろんOKです。

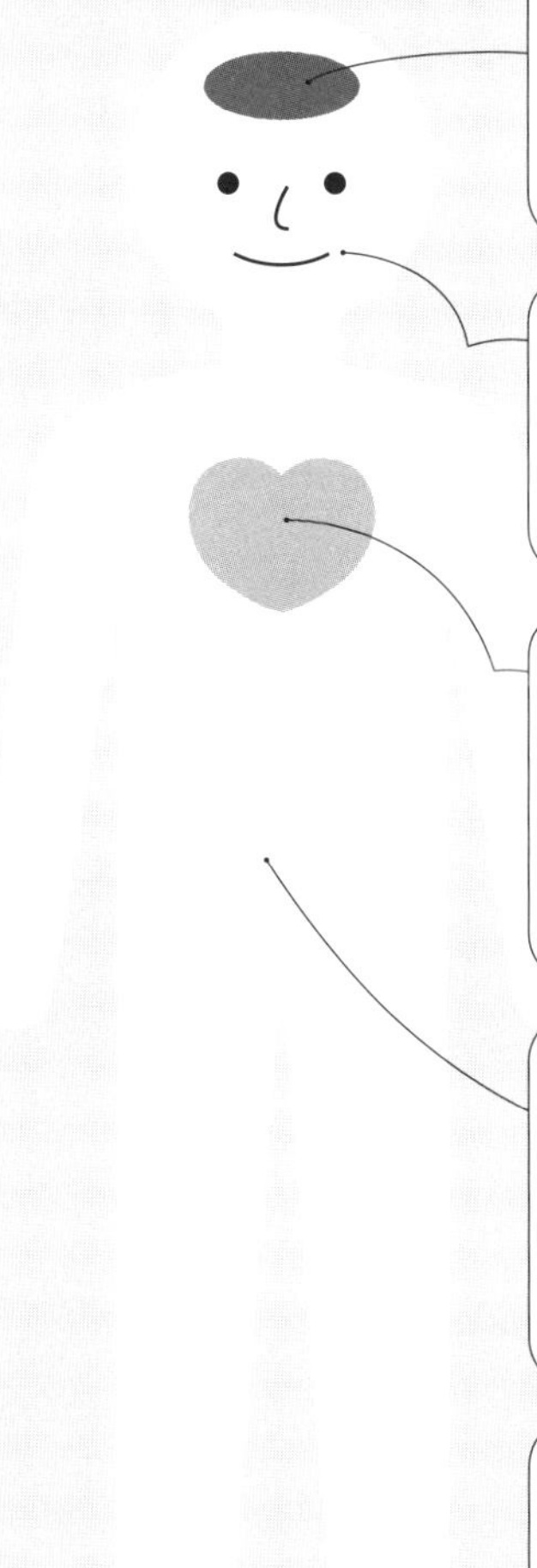

「脳」を
スッキリさせたい。
→ 3章（P.89）へ

近ごろ「呼吸」
が浅い!?
→ 2章（P.53）へ

「心」が
ソワソワしている。
不安を感じる。
→ 4章（P.125）へ

「身体」の
疲れや凝《こ》りを
解消したい！
→ 1章（P.17）へ

豊かな「人生」を
送るコツを知りたい。
→ 5章（P.165）へ

3 目的別プログラムで実践する

自覚している不調があるときは、「目的別プログラム」に沿って、いくつかの「ととのい術」を続けて実践することをおすすめします。不調を訴える人が多い項目を集め、効果的なプログラムを用意しました。身体と心はつながっているので、いろいろなアプローチで不調の解消を目指しましょう！

肩が凝っているとき

身体を動かして肩をほぐしてから、
呼吸とイメージで肩を楽にします。

24 → 16 → 07

P.102 P.74 P.42

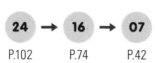

腰が疲れているとき

心身両面からお腹の圧力を高めて
腰をスッキリさせるアプローチを。

14 → 03 → 46

P.66 P.26 P.186

※さらに**02**（P.22）を追加するのも◎。

お腹の調子がすぐれないとき

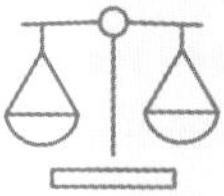

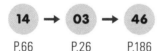

バランスと呼吸でお腹を刺激し、
脳を休めて自律神経をリセット！

23 → 12 → 26

P.98 P.58 P.110

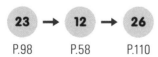

自覚症状に
合わせてやってみよう!

お腹のお肉が気になってきたとき

吐き切る呼吸で、徹底的に腹部の深層筋を引き締めます。

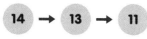

14（P.66）→ 13（P.62）→ 11（P.54）

寝つきや睡眠の質が悪いとき

脳をリセットしてから、呼吸と瞑想で心を穏やかに。

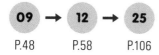

09（P.48）→ 12（P.58）→ 25（P.106）

お肌の調子がすぐれないとき

お腹を刺激してから、呼吸で体内の空気を総入れ替えを。

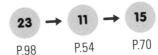

23（P.98）→ 11（P.54）→ 15（P.70）

全身の疲れが取れないとき

脳をリセットしてから、心身両面の姿勢をととのえます。

21（P.90）→ 01（P.18）→ 33（P.134）

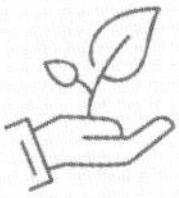

イライラしているとき

感情を認めてから、心を穏やかにして慈しみを育みます。

34 → 12 → 38

P.138　P.58　P.154

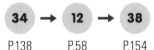

不安でソワソワしているとき

感情を発散させてから、心身ともに地に足をつけましょう。

17 → 10 → 35

P.78　P.50　P.142

集中力を高めたいとき

脳の特性を利用しながら、さまざまな思考を断ち切ります。

24 → 21 → 22

P.102　P.90　P.94

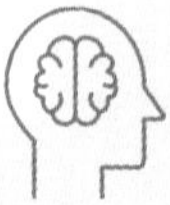

自己肯定感が低いとき

今在るものに意識を向けることで、自分への慈《いつく》しみを育みましょう。

36 → 37 → 45

P.146　P.150　P.182

気分が落ち込んでいるとき

身体、呼吸、心のすべてから、軽快さを育んでいきましょう。

06 → 15 → 42

P.38　P.70　P.170

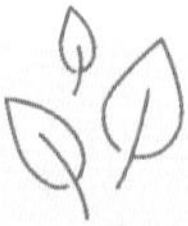

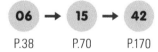

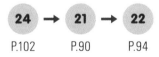

「姿勢が悪いよ。まずは姿勢を正しなさい」

なかなかやる気の出ないとき、ちょっと心がやさぐれてしまったとき、疲れたときなどに、きっと一度は言われたことのある言葉だと思います。

冒頭で紹介した「心身一如《しんしんいちにょ》」によると、心と身体はつながっているので、姿勢を正せば、心もととのうという考え方は間違いありません。

それでは、どうすれば姿勢を正せるのでしょうか。また、正した姿勢を無理なくキープするにはどうしたらいいのでしょうか。姿勢が悪いと指摘してくる人は、誰もこれを教えてくれないのです（そこが一番知りたいのに……）。

ということで、一般的な姿勢の正し方を実践してみましょう。

まずは楽な座り方で座り、お尻の奥にある「坐骨」という二つの骨で、上半身のバランスを支えるように骨盤を立てて軽く背骨を伸ばします。背骨がすらりと伸びたら、胸を斜め上に向けて開き、肩と肩甲骨を落とします。顎《あご》を軽く引いてうなじを伸ばしたら、ゆったりと深呼吸しながらリラックスします。
これが、ヨガのクラスなどでよく聞く姿勢の正し方です。今の背骨の状態や身体の感覚を覚えていてくださいね。

さて、ここからが本題です。その姿勢でのんびりとした呼吸を繰り返しながら、**頭のてっぺんがクレーンで引き上げられるイメージ**を描きましょう。座っている人は、お尻が床やイスから持ち上がるくらい、立っている人は、足の裏が床から持ち上がるくらいの、結構な強さで引き上げられるイメージを描きます。イメージを描いたまま数回、深呼吸を行います。

次に、キーホルダーのように、引き上げられた頭頂にぶら下がるようなイメージをしましょう。頭蓋骨から背骨がぶらりと垂れ下がり、ゆ～らゆらと揺らぎながら自然なカーブを取り戻し、骨盤がそれにぶら下がっているイメージです。そのまま、座っている人は坐骨がちょこんと床やイスに接し、立っている人は足裏がちょこんと床に着いているだけ。

その姿勢で何度か深呼吸しながら、背骨まわりの筋肉や、首や腰などがゆるんでいく様子を感じましょう。**身体が疲れや圧迫から、すーっと解放されていく感覚、楽に姿勢がつくれている感覚を味わいます。**吸う息のタイミングで頭頂を引き上げ、吐く息のタイミングでぶら下がって脱力を繰り返してもよいでしょう。

下から積み上げるような、今までどおりの姿勢の正し方も悪くはありません。でも、**上から吊るす姿勢づくりが楽だと感じられたら、あらゆるタイミングで実践していくと、この快適な姿勢が身体になじんでいくことでしょう。**それでも、もし「姿勢を正しなさい」と言われたら、ほのかなドヤ顔で聞いてみるのはいかがですか。「楽な姿勢のととのえ方、知っていますか」って（笑）。

今日のととのい術は……　05（P.34）

POINT

骨盤底

02

骨盤底を軽くつまんで、スッと引き上げる感覚をつかむと元気がみなぎってくる。

骨盤底を軽く引き締めて、若さを手に入れよう！

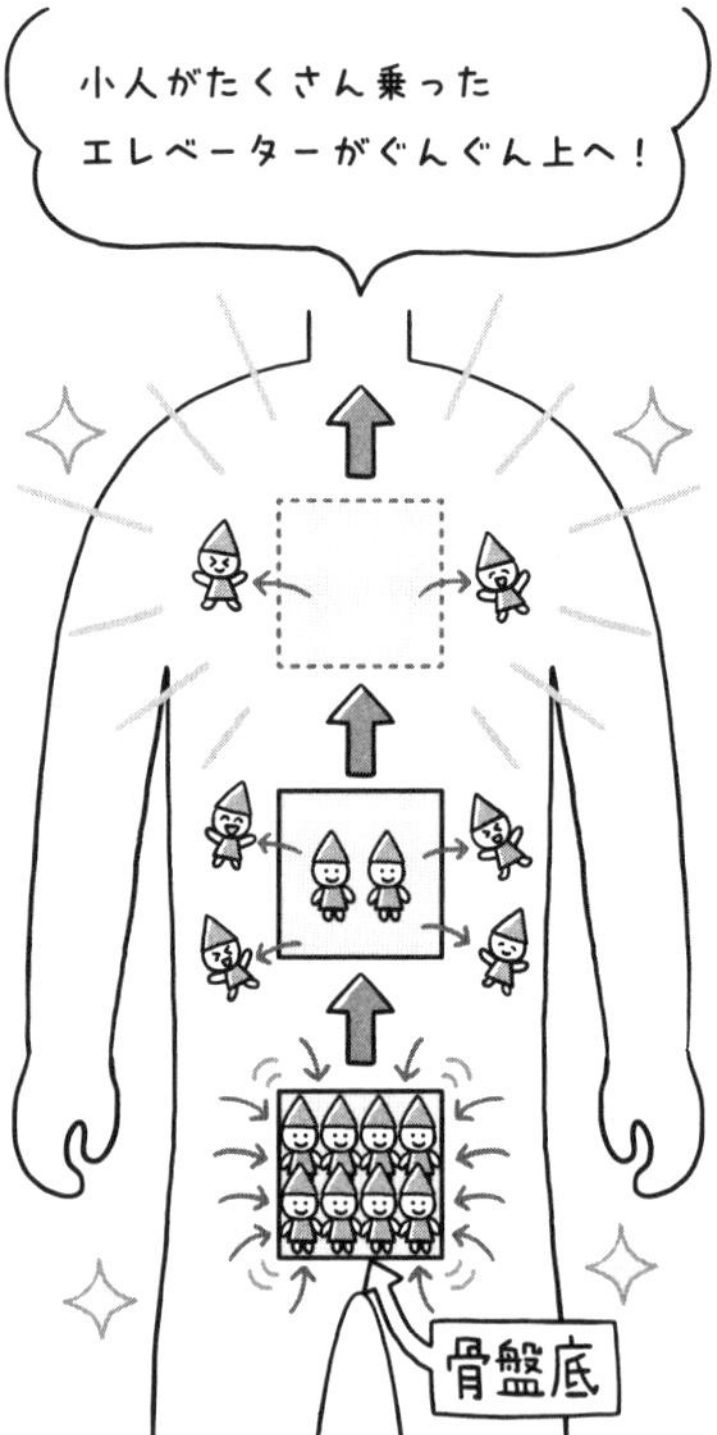

小人がたくさん乗った
エレベーターがぐんぐん上へ！
骨盤底

おしっこを我慢するときのように力を入れて、背骨の伸びにつなげていくよ。

「老化は脚から」という言葉を耳にしたことがあると思いますが、ヨガでは脚の付け根である股関節や骨盤底が元気であることが大切だと考えています。

「骨盤底」とは、パンツの底あたりが身体にフィットするエリアで、尾てい骨、左右の坐骨、恥骨で囲まれています。**元気や若さを保つ上で、人体の中で一番重要と言っても過言ではない部位**にもかかわらず、意外と知られていません。

骨盤底の感覚をつかむために、まずは少しお尻を突き出してみてください。そうすると、肛門を含む骨盤底全体が広がりやすくなります。次に腰のあたりを軽く猫背にして、おしっこを我慢するときのように力を入れると、骨盤底全体が引き締まります。骨盤を元の位置に戻し、**「骨盤底の真ん中あたり」を軽く中央に向けて引き締め、引き上げると、心と身体に活力が湧き起こりやすくなります。**

また、**この感覚を習得すると、心と身体の安定感を育むことにもつながります。**

今日のととのい術は…… 17 （P.78）

この感覚を簡単なイメージを使って強化していきましょう。骨盤底の真ん中に１cm四方くらいの立方体の箱があることを思い浮かべましょう。それは小人たちのエレベーターです。周辺から小人たちがたくさん集まってきて搭乗し、ぎゅうぎゅうに凝縮される様子を思い描いて、軽く骨盤底を引き締めます。肩に力が入るようなら力み過ぎなので、引き締まるイメージを描くだけでも大丈夫です。

次に、そのエレベーターが小人で満員状態になったら、扉が閉まってゆっくりと頭頂を目指して出発させましょう。ゆったりとした深呼吸と共に、時間をかけてエレベーターが少しずつ上昇します。腹の真ん中あたりを通過して上昇し、おへその奥あたりを通過して上昇し、みぞおちの奥を通過する頃には小人の乗客は減り、心なしか背骨も自然と伸ばされていきます。エレベーターはさらに上昇を続け、胸の奥を通ってどんどん上昇し、喉の奥を通過するときには、乗っている小人はまばらになってきます。

頭の真ん中を上昇していくときにはほぼ無人になり、頭頂にたどり着いてゴールです。**「頭頂の引き上げ」のキーホルダーのようにぶら下がるイメージ（P.18）へと結びつけると、心と身体がさらに楽になるのが実感できる**はずです。

ここからは、もっと強力なパワーが必要な方用のパワフルバージョンです。エレベーターに元気過ぎる小人が集まってきて、パンパンになった状態で軽やかに上昇するイメージを始めましょう。おへそから5～6cmほど下の奥に着いたら、全員が降りてカーニバルを始めます。元気な小人たちが爆発するかのように四方八方に飛び回り、お腹の奥でどんちゃん騒ぎをするイメージです。

下腹は、精神的にも身体的にも、元気を司《つかさど》るエリアなので、ここが元気になると心には意欲が、身体には活力が湧き起こります。誰もいなくなったエレベーターは上昇を続け、頭頂にたどり着き、背筋がすーっと伸びていきます。

今日のととのい術は……　08（P.46）

POINT

下腹

03

「天然のコルセット」で下腹をカチッとロック！美しい姿勢をつくろう。

活力に満ちた人のお腹をマネしてみよう！

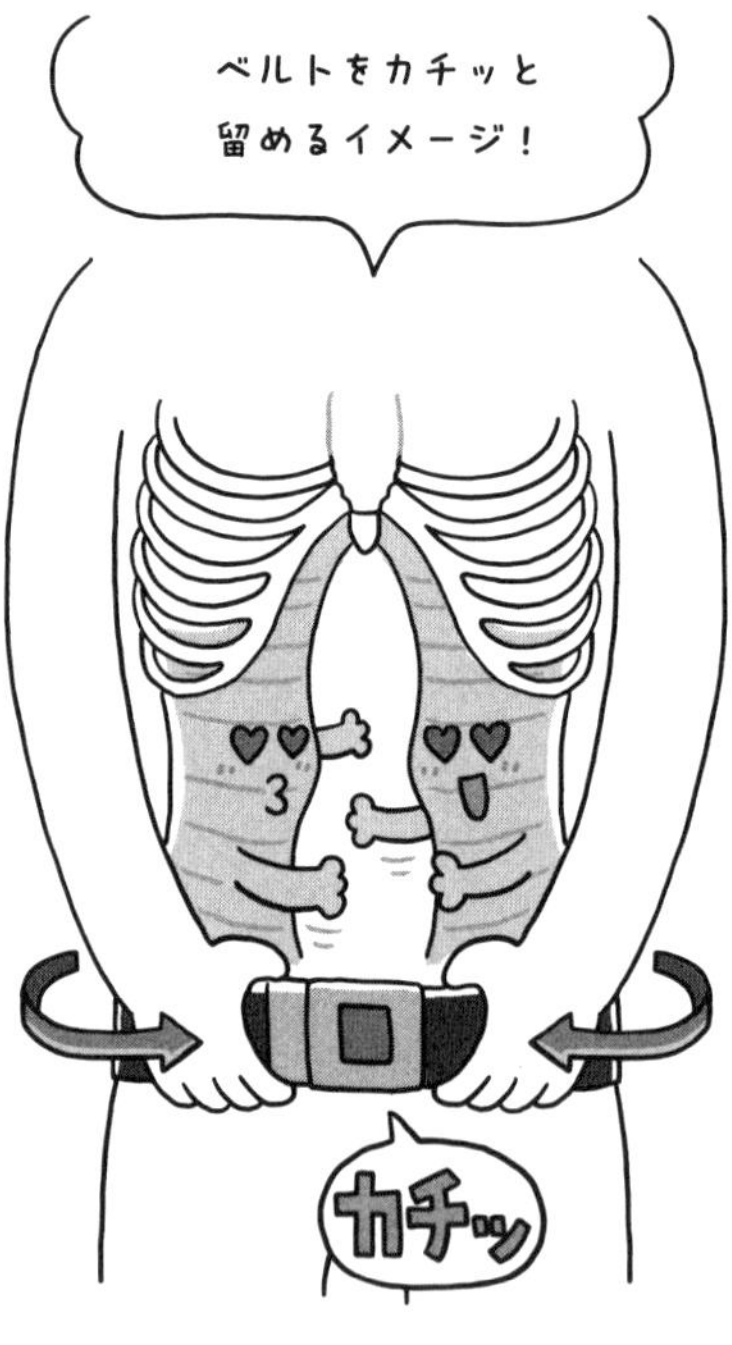

背中から脇腹を通って、下腹の真ん中でキュッと引き締めてね。

理想的な姿勢づくりをするのに要《かなめ》となる部位は、下腹です。**元気を司る大切な部分でもある**ので、集中的にととのえる方法を紹介します。

みなさんは「コルセット」を装着したことはありますか。腰痛用、美容用など、さまざまなコルセットがありますが、なぜコルセットをつけると腰が楽になったり、ウエストを引き締めると美しく見えたりするのでしょうか。

この二つは、それぞれ違う理由があるように見えますが、実はまったく同じ原理が作用しています。というのも、私たちの腹部には、天然のコルセットが備わっていて、もともとは意欲に満ちていたり、わくわくしていたりするときに収縮して、運動で鍛えたりしなくても自然に鍛えられるようにできています。2章でも紹介しますが、嬉しいときや楽しいときは、お腹が自然に収縮するようにできているのです。

逆に言うと、下腹が引き締まっている人は、意欲的に物事に取り組み、人生を積極的に楽しんでいる人が多いといえます。お腹の圧力が程よく高まっていて、自然と腰にある軟骨（椎間板）を保護する状態ができているのです。

このあたりが引き締まっている人を見ると「いきいきと美しく生きている人」と好印象を受けるのは本能的なものかもしれません。

それでは、今から「活力に満ちた人」のお腹を真似していくことにしましょう。イメージの力を借りて、筋肉の動き、皮膚の動きを確認していきます。軽く骨盤底を引き締め、引き上げたものが身体の中央を通って、頭頂から上に抜けていくイメージを描き（P.22）、数回呼吸をします。

次に、**腰やお尻まわりの皮膚やその付近にある筋肉が、背骨のあたりからぱっかり二手に分かれて左右に広がり、脇腹を通って前に回り込み、お腹の中心に向**

けてキュっと引き締まるイメージを描きます。ちょうど飛行機や車の後部座席に座り、背後のベルトを引っ張って、下腹あたりでカチっとロックするように。

このロックのことを、**ヨガの世界では「バンダ」というのですが、このバンダを習得することで、ぽっこりお腹が引き締まり、姿勢がよくなり、心にも意欲が芽生え、いきいきとした気分になる**と言われています（P.52）。

ゆったりとした呼吸を繰り返し、何度もこのイメージを練習しましょう。手を使って、皮膚や肉を前に回し込んでも構いません。腰やお尻から皮膚と肉が左右に広がり、サイドを通って前に回り込み、お腹の真ん中でカチっ！

疲れず、コストをかけず、血流に負担もかけず、人工のコルセットをしているときと同じように腰が楽になり、姿勢が内側からみるみるよくなり、美しい姿勢、美しいシルエットができていくのです。

POINT

骨盤底と脚

04

上下に伸びるイメージを！勝手に脚が踏ん張る感覚を楽しもう。

電車の中で、立ったまま疲れを回復する奥義を伝授するよ。

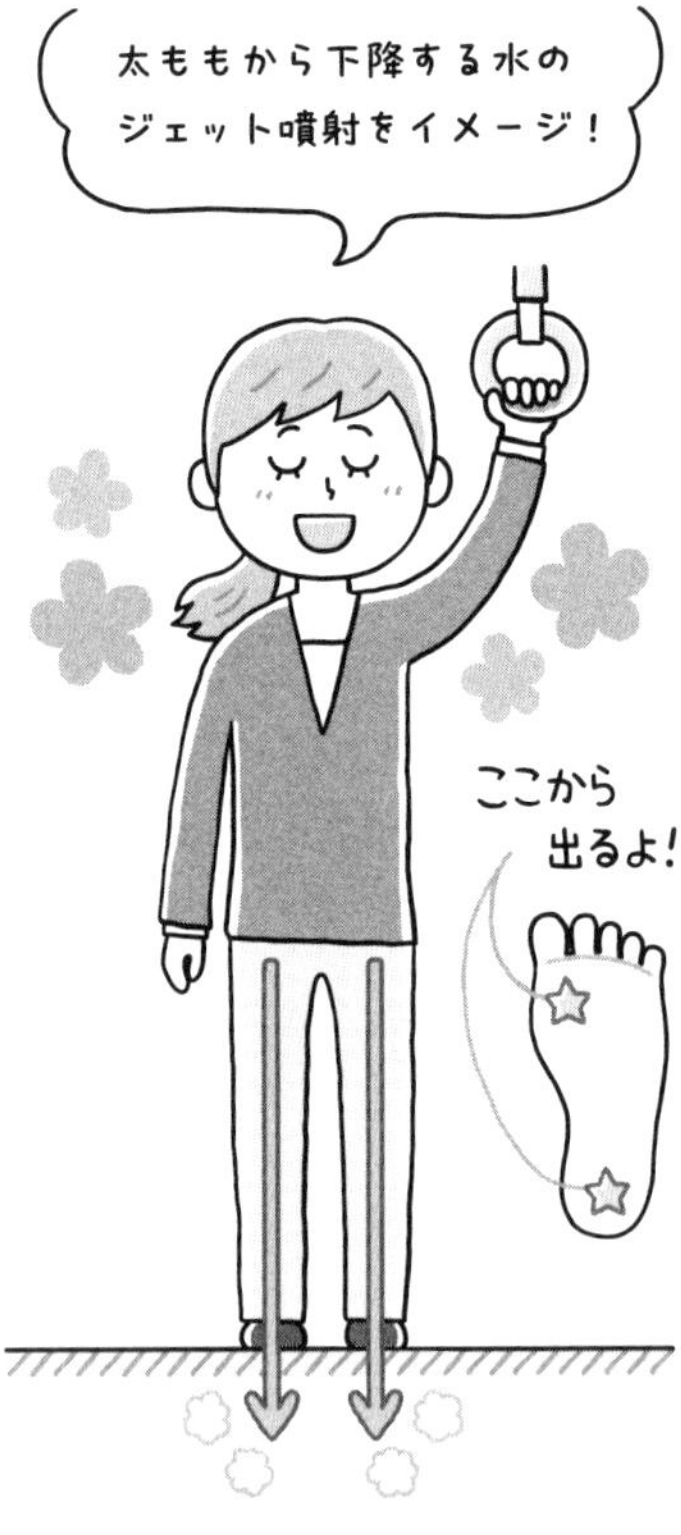
太ももから下降する水のジェット噴射をイメージ！
ここから出るよ！

骨盤底を引き上げ、親指の付け根とかかとから水が出るイメージ。力はいらないよ。

電車やバスなどで移動するとき、疲れていると座りたくなるのが人の心情。座れたら、眠ったり、瞑想したりして、脳を休めて疲労を回復できますね。でも、もし座れなかったとしてもご安心ください。**立った状態でどんどん元気になっていく方法**があります。

まず、近くにつり革があれば軽く手をかけ、大揺れのときにも姿勢が崩れないよう保険をかけておきます。つり革が遠い場合は、進行方向に対して斜めに立ち、急ブレーキや横揺れにも対応できるようにしておきましょう。

身体のポジションが決まったら、足を肩幅程度に開き、つま先は外に広げず、できるだけ平行にします。肩幅ほどのスペースもない満員電車の場合は、広げられる範囲で大丈夫です。次に肛門を軽く締めて引き上げ、尿道をおしっこを我慢する感じで軽く締めて引き上げ、できればその真ん中あたりも軽く引き締めて引

今日のととのい術は……　10　(P.50)

き上げながら、その引き上げたものが頭頂から上に抜けていくイメージを描きます（P.22で紹介した、エレベーターのイメージをマスターしていれば、それを使いましょう）。

ただし、今回**大切なのは、引き上げよりも踏み締めの力**です。骨盤底から頭頂へと引き上げるときに、本当に軽く両脚で床を踏み締めるように力を入れます。すると、それほど力を入れなくても、どっしりと股関節が安定して両脚が突っ張り、足の裏から根を張るように、しっかりと床を捉える感覚が得られます。**骨盤底の引き上げがうまくいけば、力はほとんど要りません。**

さらには、**脚の中をものすごい勢いの水が下降し、足の裏から地中に向けてジェット噴射するイメージ**を描くと、ほとんど力を入れていないのに、より力強く床の踏み締め感を得ることができます。

特に**親指の付け根**（**母指球**）**とかかとから強く放水するイメージで踏み締める**と、軽い内側重心になり、この脚の状態が電車の揺れに勝手に対応してくれます。左足に体重が乗るような揺れが来れば、左足の内側が自動的に踏ん張って身体を支え、右足でも同じようなことが起きて、面白いくらい楽に揺れに対応することができるのです。

上下に伸びるイメージをしているだけなのに、勝手に足が踏ん張って揺れに対応しているという感覚を楽しんでいると、どんどん余計な力が抜けていき、全身の巡りが良くなった感覚が生まれて疲労が解消してくるから不思議です。

ぜひ電車で座れなかったときに、あるいはあえて立ったまま、この疲労回復法を試してみてくださいね。

今日のととのい術は……　40　（P.162）

POINT

身体の重心

05

脳が劇的に休まるバランスポイントを見つけよう。

背骨をすらりと伸ばしてバランスを見つけると、力がすっと抜けるよ。

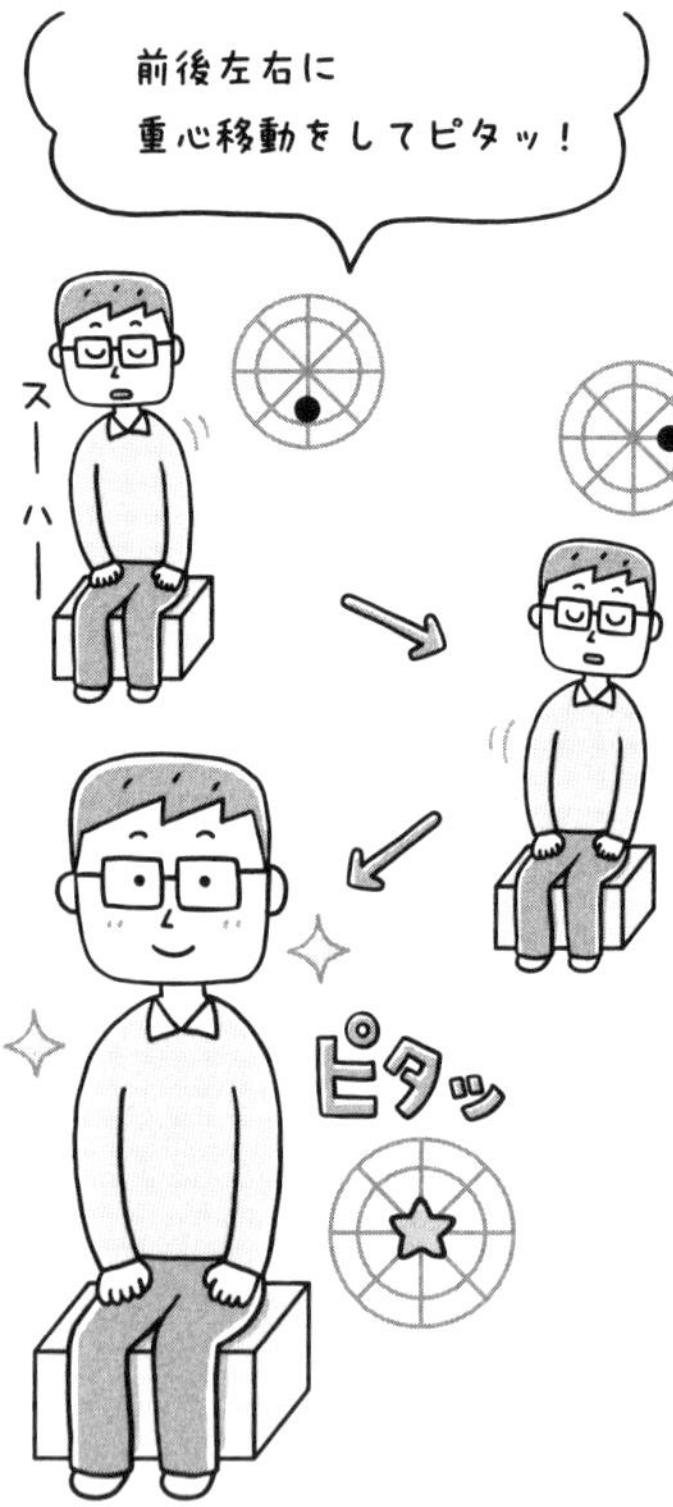
前後左右に
重心移動をしてピタッ!
スーハー
スーハー
ピタッ

引き上げた頭頂にぶら下がったイメージのままバランスに集中しよう。

みなさんは、普通に立ったり座ったりする姿勢が、バランスのポーズだと感じたことはありますか？

たとえば、自分と同じ骨や靭帯《じんたい》、筋肉をかたどったロボットがあったとしましょう。このロボットを、前後、左右に倒れないように注意しながら、姿勢よく座らせたり、立たせたりするにはどうすればよいでしょうか。

二つのアイデアが考えられますが、一つ目は、筋肉に頑張ってもらって、身体が倒れるのを力で強引に防ぐこと。もう一つが、**背骨をすらりと伸ばした後に、全身の重心をうまくバランスさせる**ことです。

私たちは普段、圧倒的に無意識に前者に頼っています。これを後者に変えるだけで、**脳が無意識の緊張や踏ん張りから解放され、それに伴って身体も恒常的な緊張から解放**され、想像以上に休まります。実際に試してみましょう。

今日のととのい術は…… 21 (P.90)

まずは頭頂をぐーんと上へ引き上げ、そこにぶら下がるように脱力し、背骨のラインをととのえます（P.18）。そして、立っている人は足の裏の重心、座っている人は、お尻の奥にある坐骨にかかる重心を感じながら、少しずつ背骨を前に倒していきます。バランスが崩れるのを防ごうとして、どこに力が入ってくるか、数呼吸する間、感じておきましょう。恐らく無意識に、呼吸にも力が入っているはずです。

次に、すらりと伸びた背骨を後ろに傾け、ゆっくりと重心を移動させていくと、今度は別のところに力が入ると思います。先ほどとの違いを数呼吸の間、意識します。

さらに、重心を一度中央に戻してから、少しずつ左右に移動させていきます。また違うところに力が入りますよね？　左右それぞれ数呼吸分、身体のどこに力が入ってくるのかを感じましょう。

何度かこの動きをゆっくりと繰り返しながら、最も小さな力で姿勢をキープできるところを見つけていきます。できればゆったりとした呼吸をしながら、**台風の目のように、その真ん中だけ力がすっと抜けてバランスするところ**を見つけましょう。何となく見つかったら、今度はそこを中心に、さらに**ミリ単位でバランスポイントを探り、「ここだ！」と感じたところで止まります。**そこでもう一度だけ、頭頂をすっと上に引き上げ、ぶら下がるように脱力します。

すると、繊細にバランスを感じようとする集中も相まって、脳が鎮まってきます。とても小さな力で姿勢を保持することができ、呼吸が楽で気持ち良く、心も安らいでくるのです。

今日のととのい術は……　12　(P.58)

POINT

胸

06

胸を大きく開いて心身のモヤモヤを解き放とう！

閉ざされた胸の扉を開くと心が闇から解放されるよ！

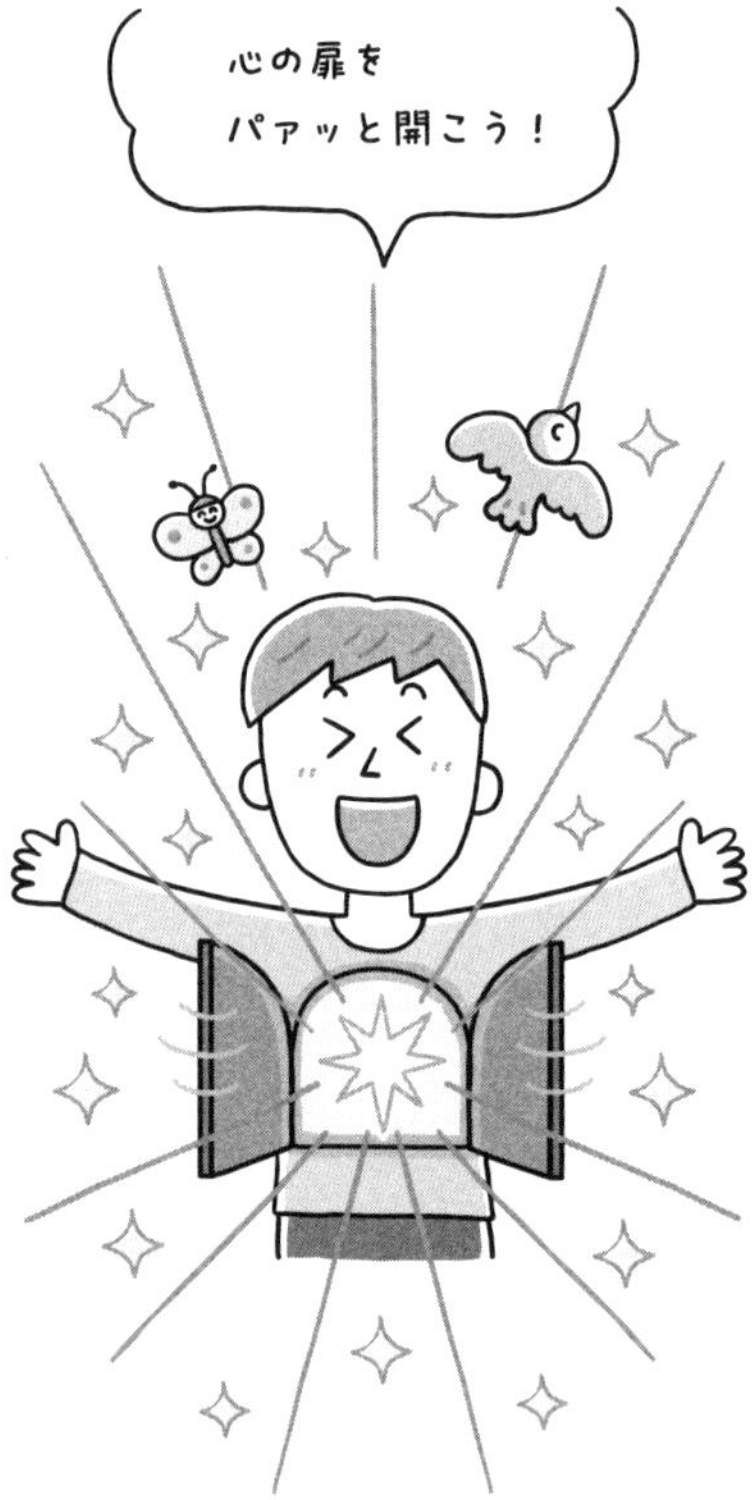

イマジネーションの力を使って、心の抑圧をスッキリ解消させよう。

イライラしたり、気がつけばネガティブなことばかり考えていたり、モヤモヤして心が晴れない日々が続いていたりしませんか？

さまざまな衝動や感情を抑圧する日々が続いていると、心が簡単に闇落ちしてしまい、鎖につながれた動物のように、一定の範囲から外に出られなくなってしまいます。**そんなときは、必ずと言っていいほど、胸まわりの筋肉がガチガチになってしまっている**ものです。筋肉が硬くなっているため呼吸が抑圧され、のびのびとした息ができない状態に陥っています。

こんな状態では、何に対してもネガティブになったり、批判的な目線で物事を捉えてしまったりしても無理はありません。ということで、身体を動かさずに、抑圧された気持ちをすっきり解消していく方法を紹介しましょう。

まずは肩甲骨ほぐしです。肩甲骨は背中の上の方、天使の羽のように左右につ

今日のととのい術は……09（P.48）

いている逆三角形の骨。ゆったりとした呼吸を繰り返しながら、**少しずつ少しずつ、この骨が透明になって消えていくイメージ**を描きましょう。だんだん肩甲骨が輪郭を失っていき、周辺の筋肉が力み続ける必要性を失っていきます。

次に鎖骨です。**こちらもさきほどと同じように、やさしく深呼吸しながら、イメージの中で消してしまいましょう。**少しずつ鎖骨も輪郭を失っていき、周辺の筋肉の緊張が解けていきます。

さらに次のイメージへと進みます。胸の真ん中あたりに、左右の胸をカバーするくらいの大きさの、両開きの扉をイメージします。この扉は「**抑圧**」**の原因である**「**理性**」**を象徴**しています。ゆったりとした呼吸を行いながら、**この扉を左右に大きく開いていくイメージ**を描きます。イメージを助けるために、手を左右に広げても構いません。

胸も心も何重もの扉で固く閉ざされていますから、玉ねぎの皮を剝くように、何度も何度も、その奥の方から現れる扉を開放していくイメージです。息を吸うときでも、吐くときでも、しっくりくるタイミングで開いていきましょう。

またこのとき、手の平が正面に向かうように二の腕のあたりを軽くねじっていくと、胸の広がりが身体構造的にも深まっていきます。

最後は光のイメージです。

胸の奥の方から光が湧き起こり、開放した扉から四方八方に放射していくイメージを描きます。背中側の扉も開いて、そこからも光を放射してみましょう。どこまでも限りなく広がっていく光を感じながら、気持ちのいい深呼吸を何度か繰り返します。

少しずつ呼吸がのびやかになり、心が闇から解放されます。

今日のととのい術は……　37　(P.150)

POINT

頭頂と肩

07

肩の大三角をどんどん広げてガチガチの緊張をふんわりゆるめよう。

首まわりが一瞬で楽になる、肩の大三角を知ってる？

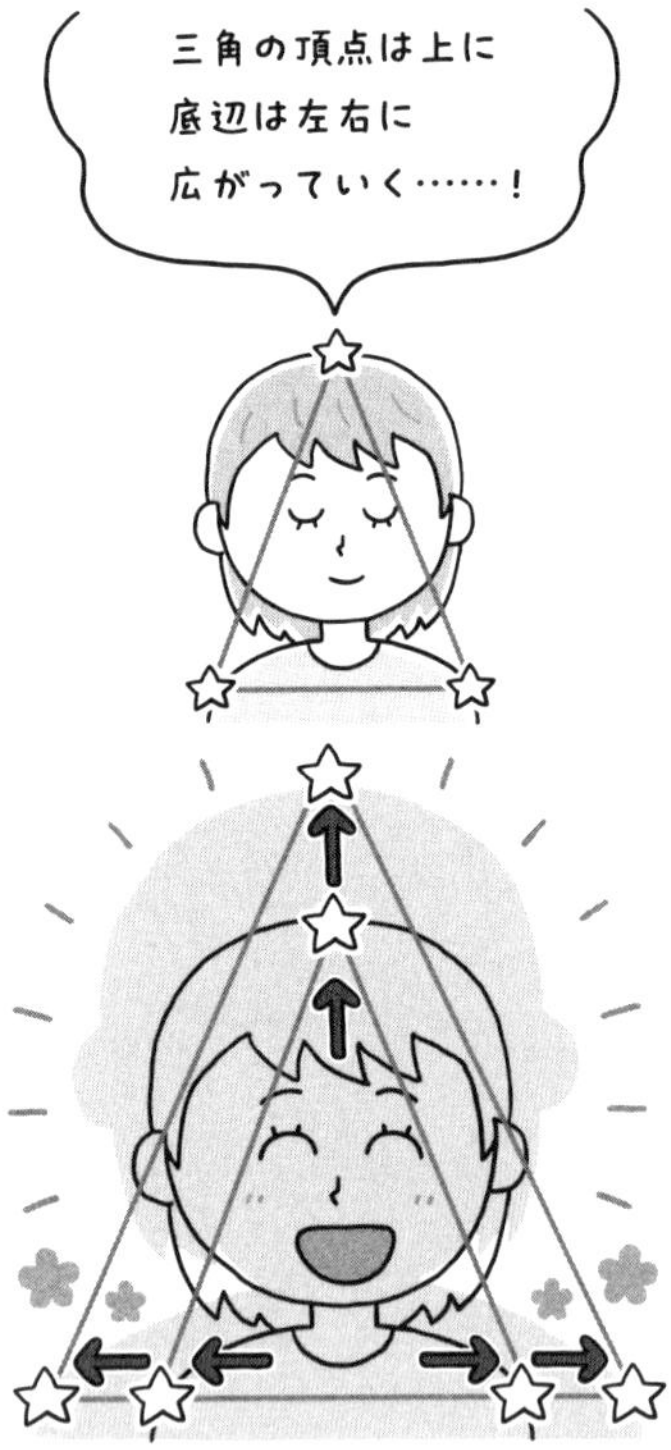
三角の頂点は上に
底辺は左右に
広がっていく……！

首や肩まわりの筋肉が伸びていくイメージをすると、たちまちゆるむよ♪

夏や冬の大三角といえば、それぞれの季節の夜空を彩る風物詩ですが、肩の大三角というのは聞いたことがありませんよね。私が勝手に考案したので当たり前なのですが、**頭頂と左右の肩を結んでできる三角形のことで、首や肩など、胸から上の部分を一瞬でととのえるのに、非常に重宝するイメージ**なのです。

その貴重なイメージを紹介する前に、簡単な理屈だけ確認しておきましょう。

私たちの**身体には、200個以上の関節がある**と言われています。けれど、その多くは周辺の筋肉の緊張で窮屈になっており、全身が委縮するような感覚と共に日常を過ごしていることが少なくありません。この緊張は運動や休息によって解消されるのですが、伸びるイメージ、広がるイメージを描くだけでもゆるめることができます。

どんな姿勢でもいいので、左右どちらかの肘を伸ばして、腕を前方にまっすぐ

今日のととのい術は……34（P.138）

にしましょう。

次に、ゆったりとした呼吸を繰り返しながら、肩、肘、手首の力をできるだけ抜いてリラックスさせます。最後に、その腕がにゅぅ――っと伸びていき、細く長く何メートルも、何十メートルも伸びていき、ついには見えなくなるくらい遠くにまで伸びていくイメージを描きます。数呼吸、そのイメージを楽しみましょう。そして、腕をたらりと垂らし、左右の腕の感覚の違いを味わいましょう。**関節がゆるむ方向に身体が伸びていく、広がっていくイメージを描くと、その周辺の筋肉をゆるめ、楽にすることができる**のです。

ということで、肩の大三角に話を戻しましょう。

まず頭頂の引き上げで軽く姿勢を正し、頭頂にぶら下がるイメージを描きながら（P.18）全身を脱力させ、何度か深呼吸を繰り返して心を鎮めます。

次に、頭頂と左右の肩先を結ぶ三角形をイメージします。この三角形を、**頂点が上に、底辺の端は左右に広がっていくイメージ**で、少しずつゆったりと呼吸を繰り返しながら、できる限り大きな三角形にしていきます。

頭や肩が巨大化するイメージでもいいですし、三角形だけを大きくしていくイメージでも構いません。いずれにしても、三角形の3つのポイントが、呼吸をするたびどんどん広がっていくイメージを描きましょう。そして限りなく大きな三角形を描けたら、そのイメージと共に数回深呼吸をします。

首や肩まわりが緊張から解放されて、その一帯に新鮮な血液が流れ込み、老廃物が洗い流され、呼吸に合わせてどんどん疲れが抜けていきます。

自然と首筋がすらりと伸び、肩がしゅっと広がり、シルエットが優雅になっていくことでしょう。

今日のととのい術は…… 41 (P.166)

POINT

目

08

目の奥がゆるゆるになる眼球回しで瞳の輝きを取り戻そう。

30秒で目の疲れがすっきりする方法があるよ！

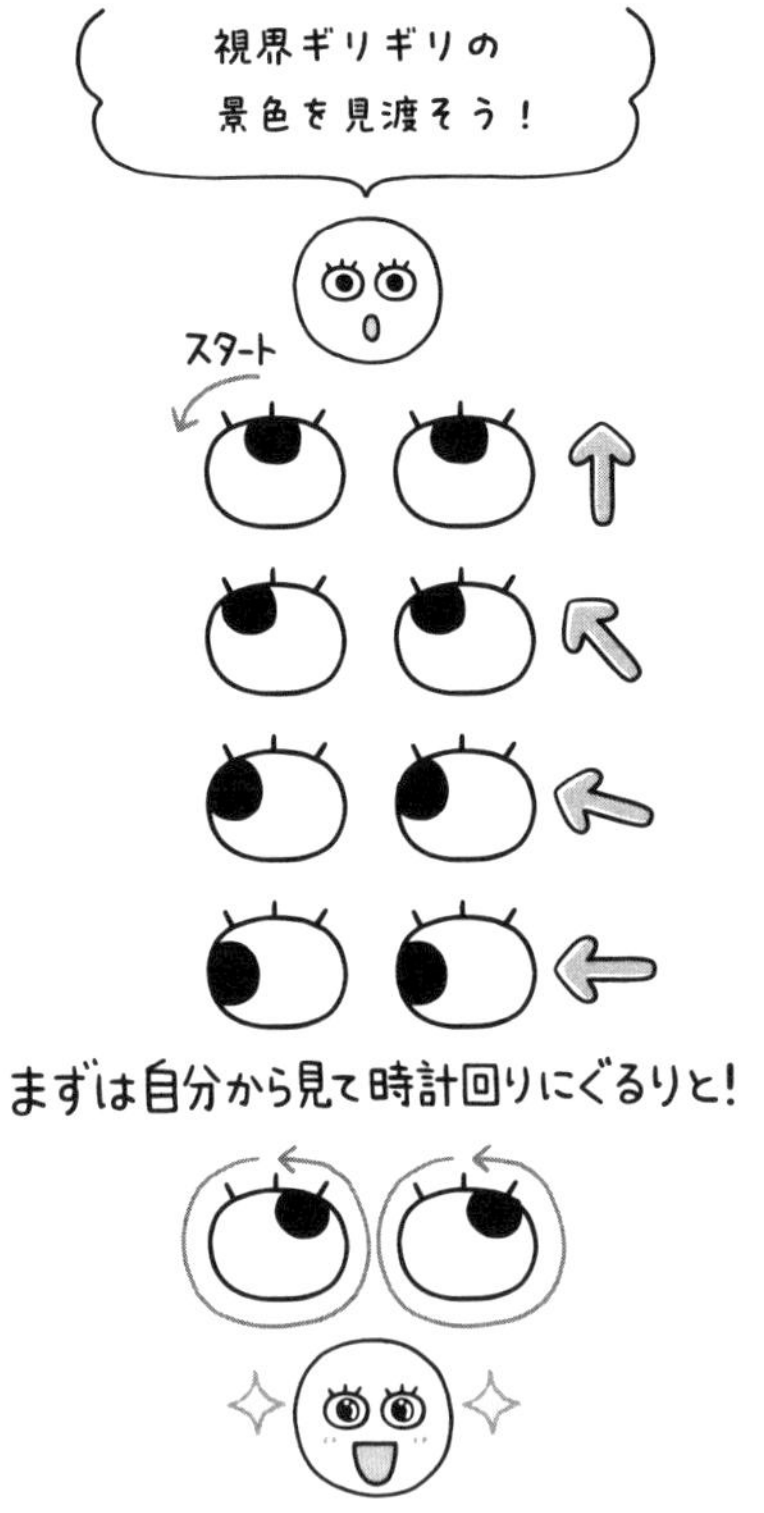
視界ギリギリの
景色を見渡そう！
スタート
まずは自分から見て時計回りにぐるりと！

斜めも含めてゆっくりぐるりと眼球を回そう。時計回りの後は反時計回しを。

ヨガの世界で「トラタク」と呼ばれる、伝統的な目の調整法を紹介しましょう。コンタクトをしている人は、念のため外しておいてくださいね。

まず、顔を正面に向けて、上下左右斜めに広がる景色をなんとなく意識します。見渡せる範囲の視界全体をぼんやりとすべて目に映しておく感覚です。そうすると、目のニュートラルポジションになるので、眼球周辺の筋肉が休まります。

次に、**顔はできるだけ動かさず、眼球だけを動かしながら、上から時計回りに視界ギリギリの景色を見渡していきます。**ゆったりとした呼吸を繰り返しながら、視界の隅っこで湾曲する世界の中で、目に入るものにしっかり焦点を合わせましょう。途中で目が疲れたり、1周回し終わったら、一度ニュートラルポジションに戻って深呼吸し、途中の方は続きを、1周した方は逆回しを行いましょう。

最後は目を閉じて1分くらい深呼吸。目の疲れがリセットされ、目が輝きを取り戻していきます。

今日のととのい術は……39（P.158）

POINT

表情筋

09

大きな口で「ははは」「ひひひ」「ふふふ」♪表情筋を内側からほぐそう。

「はひふへほ」で笑うと、頭部が一瞬ですっきりする！

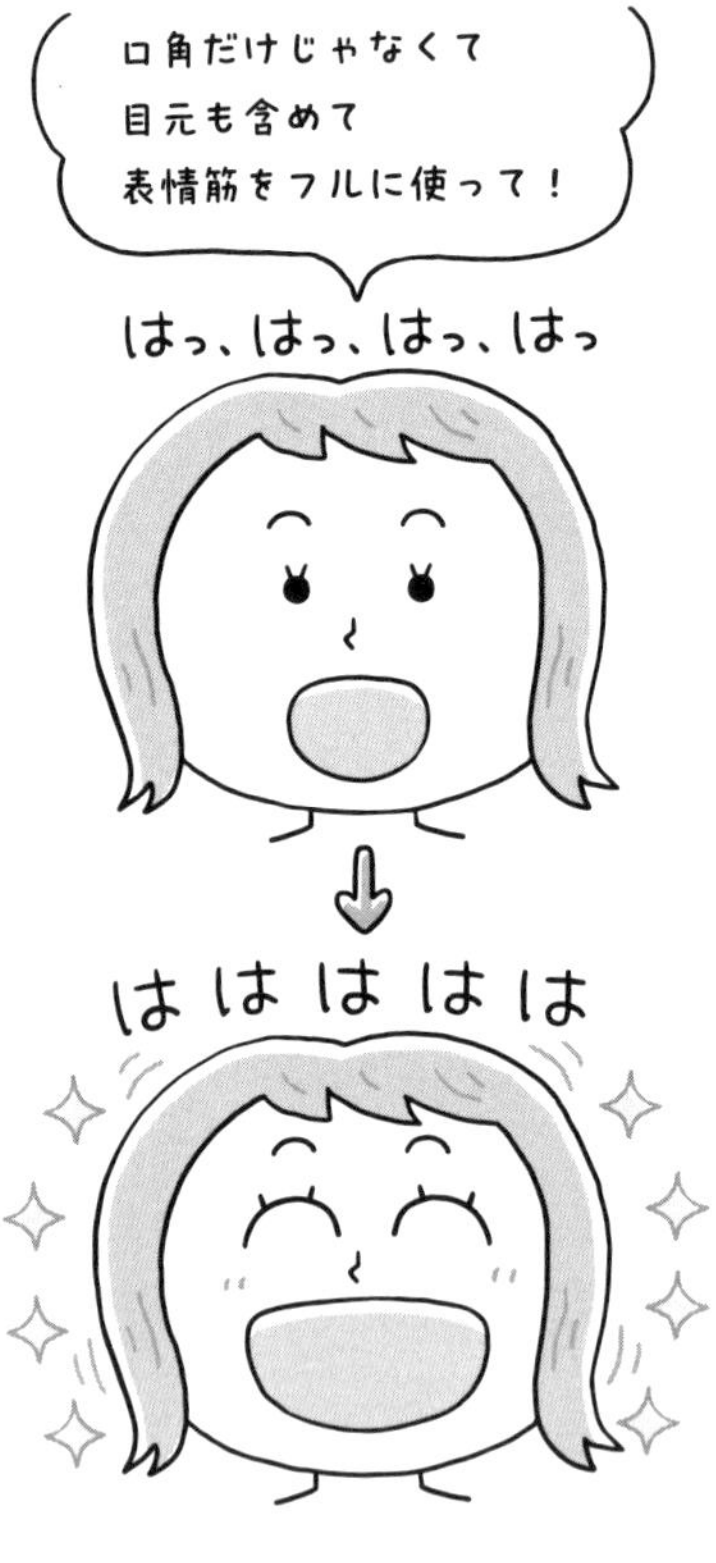

口角だけじゃなくて
目元も含めて
表情筋をフルに使って！
はっ、はっ、はっ、はっ
ははははは

しっかり発声するのがポイント！ 声を出せない場合は表情筋だけでも効果的。

朝の起き抜けに、仕事の休憩時に、私自身も毎日欠かさず実践しているのが**「はひふへほ笑い」**です。

まずは、顎が痛くならない範囲で大きく「あ」の口をつくり、**咳をするような感覚で「はっ、はっ、はっ、はっ」**と8回ほど繰り返しましょう。

その流れで、ほっぺを引き上げて笑っているときの目を強制的につくり、**先ほどの3倍ほどのスピードで「はははは」と笑いのトーンで発声**します。

続いて、口を横に伸ばして「い」の口をつくり、「ひっ、ひっ、ひっ、ひっ」から「ひひひひ」。

順番に「ふ」「へ」「ほ」でも、表情筋をフルに使って発声練習を行い、最後は軽く目を閉じて背筋を伸ばし、のんびりと呼吸を繰り返しましょう。

表情筋を動かすと、じわっと血が巡っている感じがして、顔の細胞から老廃物が洗い流され、表情がどんどんやわらかく、内側から輝きを増していきます。

今日のととのい術は……　22　(P.94)

POINT

足裏

10

疲れのもとになる癖が分かる！足裏の重心の位置を意識して歩くと元気になる。

自然と足が疲れない歩き方に変わるから、みるみる元気になるよ。

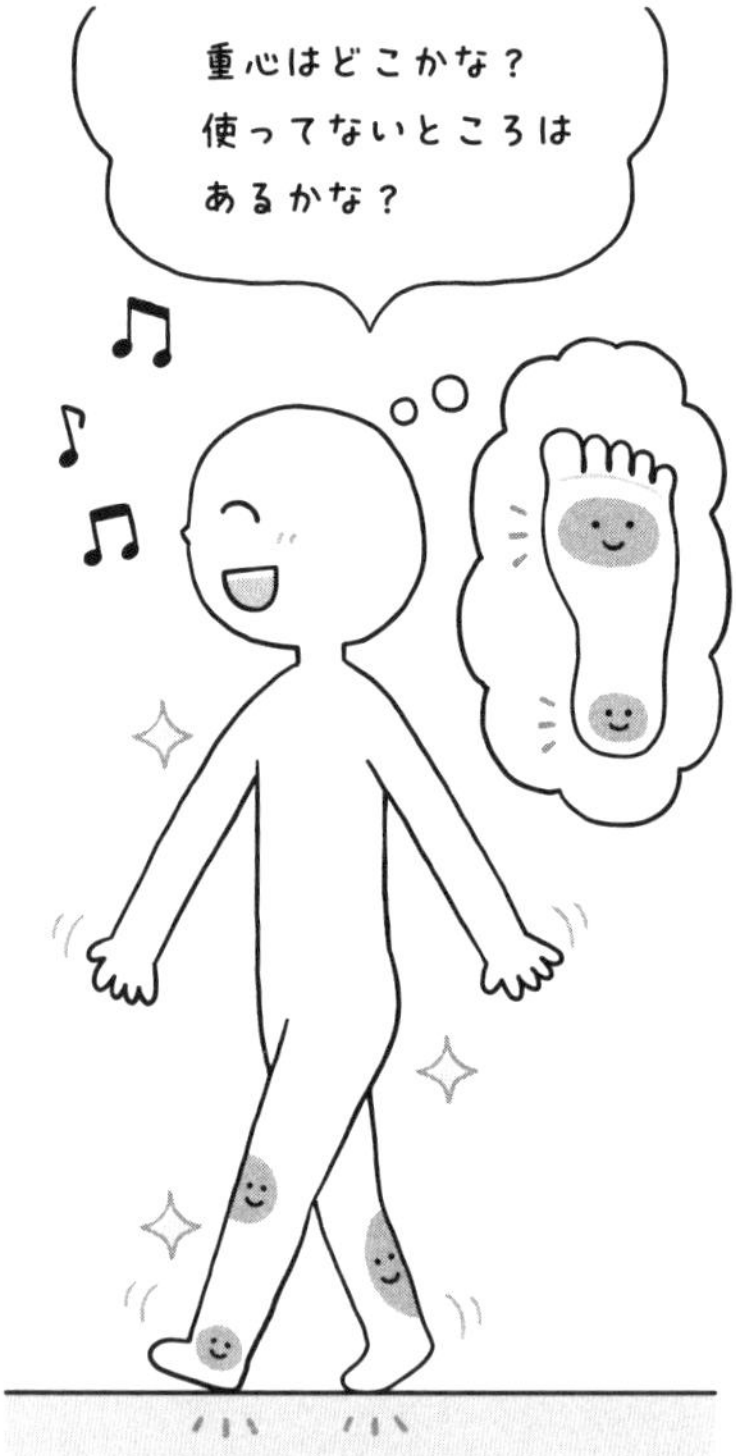

重心はどこかな？
使ってないところは
あるかな？

どこに負担がかかっているか分かると自然と改善する意識が働くよ。

一般的には、歩けば歩くほど疲れるのが通常ですが、逆に歩けば歩くほど、ととのう歩き方があるので紹介します。

歩く際に、**足の裏のどの部分で強く地面を踏み締めているかを意識するだけ。**

それだけでととのうっていうのは不思議なことのように感じるかもしれません。でも、食事制限をするわけでも、毎日の運動を徹底するわけでもなく、ただ毎日、自分の体重をメモしていくだけで、どんどん体重が減っていくダイエット法と同じように、大切なのは意識することなのです。

自分の体重が足裏のどこにかかっているかを意識することで、歩くときの癖やあまり踏み込めていない部分、足首や膝の負担の偏りなどが分かります。**「疲れを助長する歩き方の癖」が明らかになると、それを改善しようとする意識が働き、自然と負担が少ない歩き方へと変わり、血流がどんどん促進され、歩き終わった後には、すっきりとした爽快感が訪れます。**安全な場所でお試しください。

今日のととのい術は……　32　(P.130)

column

姿勢づくりの要 バンダって何!?

ヨガには、身体を使って心をととのえるという基本方針がありますが、その中心的な役割を果たすのがバンダです。バンダとは、身体の一部を操作することで、心の状態をととのえるテクニックで、主なバンダは3種あります。

骨盤底の引き締めと引き上げを「ムーラバンダ」と呼び、骨盤を安定させることで、心を落ち着けるために使われます。

下腹の引き締めは「ウディヤナバンダ」といって、腹圧を高めることで精神的にも意欲をアップさせます。

最後のバンダは喉をゆるめて心を穏やかにするテクニックで「ジャーランダラバンダ」と呼びます。

ヨガポーズの大きな目的は、このバンダを習得することで心をととのえることにあり、本書ではこれをポーズに頼らず、イメージなどを使って練習しています。

第2章

「呼吸」がととのうテクニック

POINT

吐く息

11

全身の毒素を吐き出して空っぽの肺に新鮮な酸素をたっぷり取り込もう。

身体の空気を入れ替えて、疲れを一掃できる呼吸だよ。

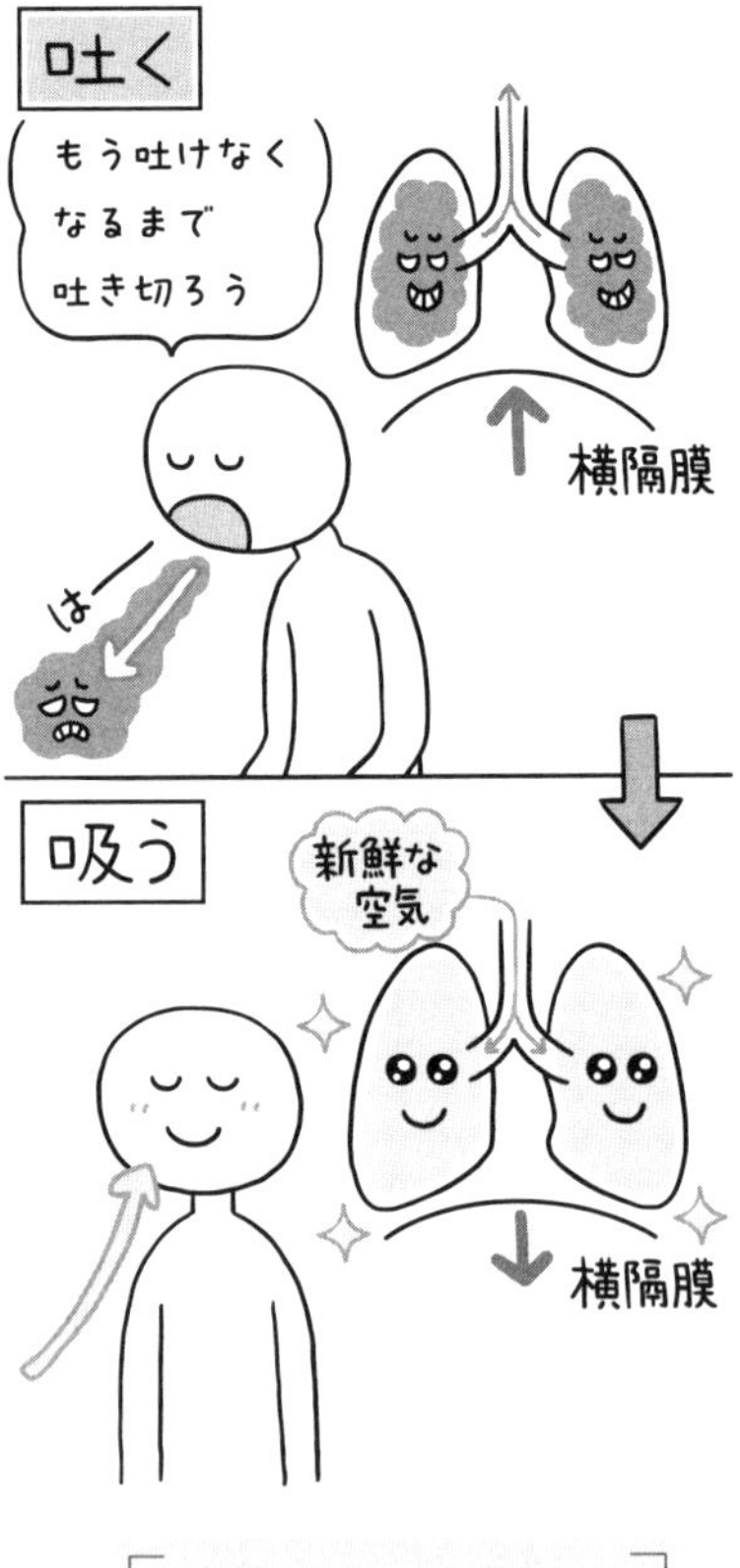
吐く
もう吐けなくなるまで吐き切ろう
横隔膜
はー
吸う
新鮮な空気
横隔膜

猫背になりながら息をぜんぶ吐いていこう！ たった1分間で細胞がいきいき♪

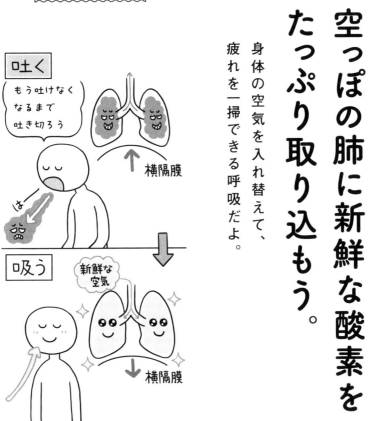

いきなりですが、汚れた水が入ったコップをイメージしてください。汚れた水を新鮮な水に替えるには、どうするのが一番手っ取り早いでしょうか？

当たり前のことですが、汚れた水を一度全部捨ててから、新鮮な水を注ぎますよね。汚れた水を半分だけ捨ててきれいな水を注ぎ、また半分捨ててきれいな水を注ぐ……なんて効率が悪いことはしませんよね？

では、みなさんの肺はどうでしょう？　汚れた空気をしっかりと吐き出し、その上で新鮮な空気をたっぷりと吸い込んでいますか？

ヨガの世界では、吐く息のことを「レチャカ」と呼びます。「レチャカ」は、全身に溜まった毒素を吐き出し、横隔膜を上下に動かすことで内臓をマッサージして体幹をつくり、気持ちよく息を吸うためにとても大切な呼吸のステップと考えられています。**息をしっかり吐くことが、呼吸の基本である**と言えるのです。

今日のととのい術は……46（P.186）

それでは、実際にやってみましょう。

まず軽く息を吸い、少し猫背になりながら口から息を吐きます。さらにお腹をへこませ背中を丸めながら息を吐いていき、力まない程度までたっぷりと吐き切れたら、今度は背中を伸ばしながら深く息を吸い込みます。吸い切ったら口から吐いて脱力し、1回だけ自然な呼吸を、できれば口を閉じて行います。


さあ、もう一度。肺の中の汚れた空気をぜーんぶ外に出してしまいましょう。

軽く息を吸って、背中を丸めながら息を吐き、もう吐けなくなるまでしっかり吐き切る。そして、背筋を伸ばしながらたっぷり吸って脱力したら、ひと呼吸。


まだまだ繰り返しましょう。

お腹をへこませながらしっかりと息を吐いた後、空っぽになった肺いっぱいに新鮮な酸素を取り込んだら、脱力しながら息を吐いて、1回ゆったりと呼吸。

吐けば吐くほど、身体の内側から、どんどん疲れと汚れが吐き出されていきます。息を吸うごとに、身体の隅々まで新鮮な酸素が行き渡り、細胞がいきいきと蘇っていきます。呼吸のたびに、心も身体もきれいになっていきます。全身の細胞が喜んでいるのを感じられるでしょう。

心ゆくまで繰り返して汚れを吐き出し、きれいな空気を身体に取り込みましょう。きれいな空気に満たされたクリアな身体を意識すると、さらに疲れは抜けていき、スッキリとした感覚を味わえます。

できれば1時間に1回、あるいは身体が疲れてきたなと感じたとき、しっかり息を吐き切ってみてください。たったの1分間でも効果を感じられるので、普段から、体内の換気を心がけてみてくださいね。

POINT

吐く息の長さ

12

いち、に、さん、し……。カウントしながら息を長～く吐く「長生き呼吸」。

息をカウントすると、息も気持ちも長～く伸びてくる♪

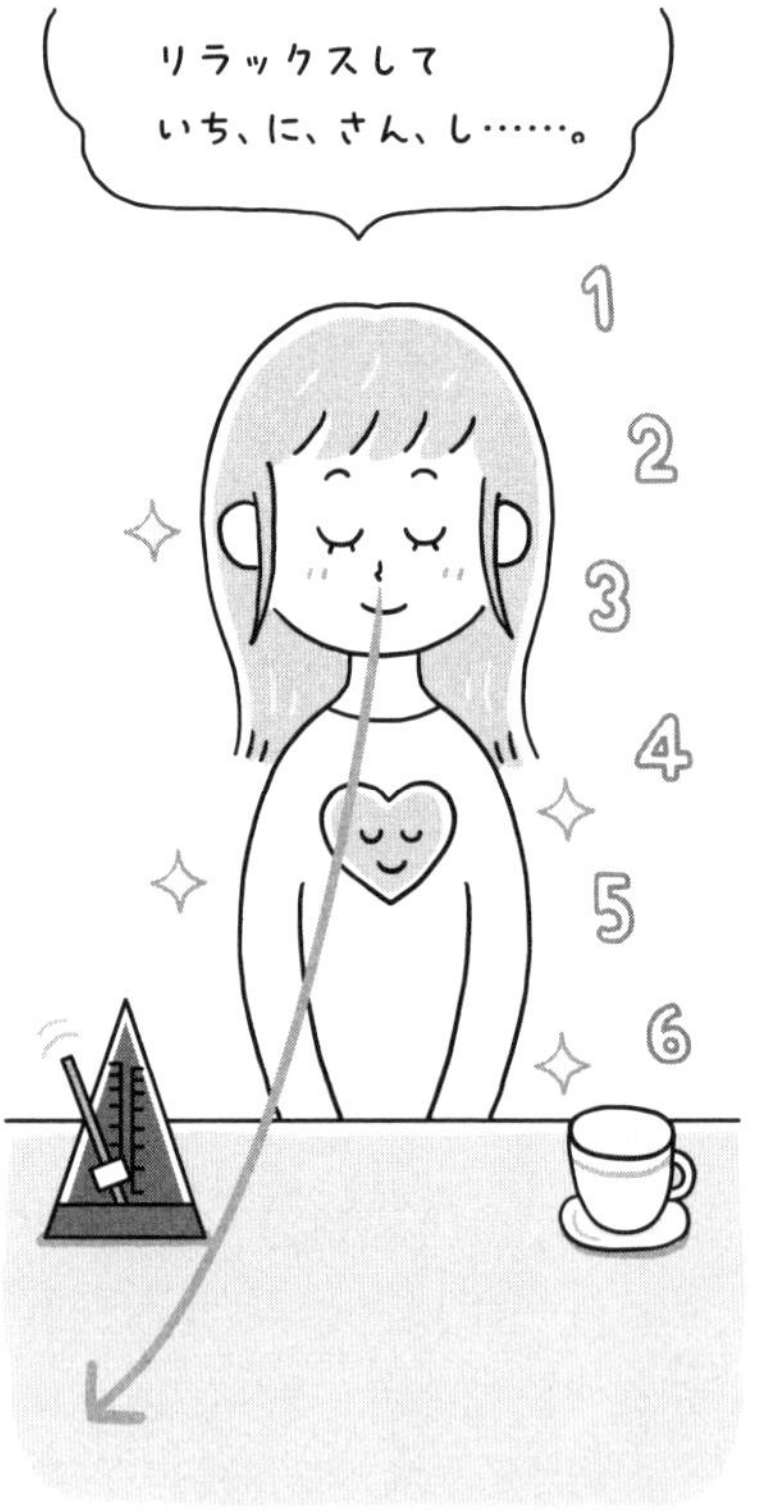

あらゆる呼吸術の基本となるテクニックだよ!

長く息をすると長生きする、なんて話を耳にしたことはありますか？
「長い息」と「長生き」は単なるダジャレではなく、よくよく考えてみると「生きる」と「息をする」は同じことを意味していますよね。ですから、「息のクオリティ」＝「生きるクオリティ」と言えたりもするのです。

実際、息を長く吐いていくと、全身をリラックスさせる神経である副交感神経が刺激され、心が落ち着いてきます。それればかりでなく、長く息を吐くことは結果的に深く息を吐くことにもなるので、前のページで触れた全身の換気となり（P.54）、細胞をいきいきと若返らせることにもつながります。

そして、息を長く吐くためには、どんな練習をすればいいのかと言うと、**最適な方法は吐く息をカウントすること**です。ヨガではこれを「ヴリッティ」と呼んでいて、**あらゆる呼吸術の基本となる、とても重要なテクニック**と考えています。

今日のととのい術は……35（P.142）

息をカウントすると長〜く吐くことができる上に、呼吸に意識を向けられるので、気持ちも長〜く穏やかになっていきますよ。

では、早速やってみましょう。息を吸いながら頭頂を引き上げ、吐く息で全身をリラックスさせたら（P.18）、軽くひと息吸いましょう。次に息を吐くタイミングで、何カウントまで息を吐けるのか、心の中でカウントを始めます。

いち、に、さん、し……。

どんなテンポでも結構です。長く吐こうと考えると余計な緊張を引き起こし、むしろ息は短くなってしまうので、意識し過ぎず、カウントに集中します。吐き切ったら素早く息を吸い込み、次の吐く息をカウントしていきましょう。

いち、に、さん、し、ご、ろく……。

メトロノームアプリを使うなら、テンポを42BPMにしてみてください。**1秒よりも遅いペースでカウントすることで、体内リズムをよりペースダウンさせることができ、落ち着き度が倍増**します。吐く息にやさしく集中しながら、カウントしていきます。まずは10回くらいやるといいでしょう。

息を吐くとき、もし肩に力が入ってしまうようなら、ガラスを息で曇らせるような感じで「はぁー」という音を立てながら吐いたり、口をすぼめて熱いおでんを「ふぅふぅ」するときの音を立てたりすると、力が抜けやすくなるので試してみてください。

公園など、安全な場所で歩きながら行うのもおすすめです。**歩きのリズムに合わせて息をカウントすると、座って行うときよりも集中度が増し**、穏やかな心とみなぎる活力がブレンドされるような素晴らしい感覚を実感できますよ。

POINT

笑うときの身体感覚

13

「思い出し笑い」でこわばりを吹き飛ばし、抑圧をぱぁっと解消しよう！

笑いの感覚や感情を再現することが大事だよ。

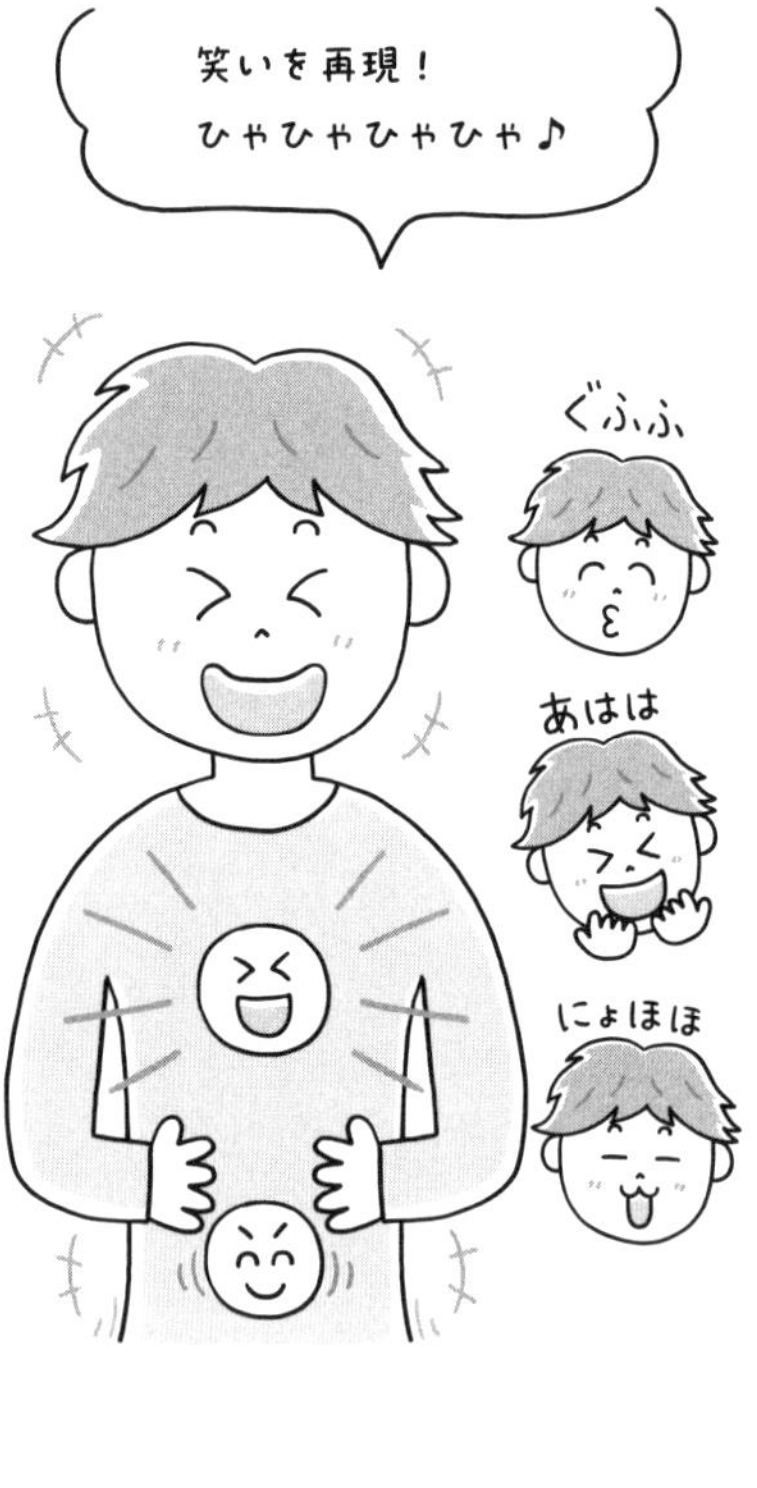
笑いを再現！
ひゃひゃひゃひゃ♪
ぐふふ
あはは
にょほほ

笑いと楽しさは表裏一体。
つくり笑いしていると楽しくなれるよ。

みなさんは、最近笑っていますか？
ある実験によると、子どもが一日に400回も笑いの表情を見せるのに対して、大人は15回ほどしか笑わないそうです。

昔からよく「楽しいから笑うのではない、笑うから楽しくなるのだ」と言われますよね。東洋思想では、笑いと楽しさは表裏一体の関係で、笑っていることそのものが楽しさや嬉しさだとされます。つまり、全身で**笑いを再現できれば、楽しさや嬉しさがもれなく付いてくる**というわけです。

そこで**カギを握るのが「思い出し笑い」**です。

ただし、ここで言うのは一般的な思い出し笑いとは異なり、**「笑っているときの表情筋や腹筋の感覚、嬉しさや喜びの感情」などを思い出しながらつくり笑い**

をするという、非常にヨガ的な身体論に基づいた笑いのことを指しています。

実際にチャレンジしていきましょう。

まずは1章でもやったように（P.48）、笑っているときの表情を思い出し、口角やほっぺを上げて、つくり笑いを何度か行います。「うふふふふ」「おほほほほ」「がははは」など、発声練習のように、笑っているときのリズムで発声します。「えへへへへ」「ぐふふふふ」「あははははは」「にょほほほほ」。

これだけでもなんだか楽しい気分になって、かなり気持ちがほぐれてきます。

引き続き、笑うときの身体感覚を思い出し、胃やお腹のあたりが引き締まってくる感覚、胸が広がっていく感じ、首や肩の筋肉のゆるみ具合、内側でこみ上げてくる感覚などなど、思い出せる限りを思い出しながら、部位ごとに忠実に再現していってください。

「ひゃひゃひゃひゃ」「けへへへへ」「うほほほほ」。

できるだけ肩の力は抜いておきましょう。

できれば20秒くらいを1セットとして、インターバルを挟んで3セットほど行います。

最後は姿勢を正して肩の力を抜き、のんびりと呼吸を繰り返しながら、心と身体の変化を感じましょう。

抑圧された心身が解放され、自由でのびやかな呼吸が繰り返されています。

自分の内側の空気がリセットされ、明るく軽いトーンに変わっていきます。

今日のととのい術は…… 49 （P.198）

POINT

小刻みに
吐く息

14

フンフン、プーーッ！「毒出し呼吸法」で内臓をマッサージしよう。

強制換気で活力がみなぎる、
短息《たんそく》をマスターしてね。

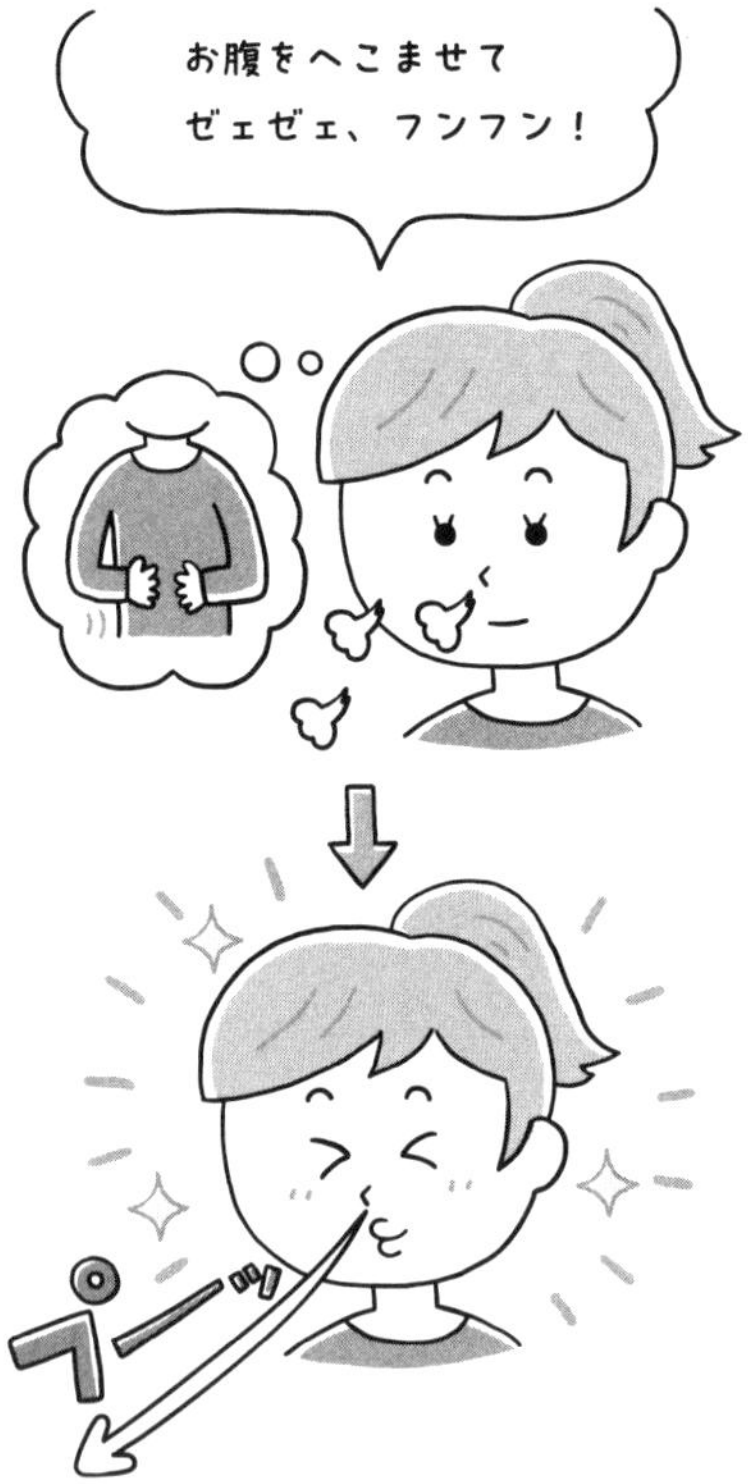

交感神経が刺激されて、
毒素もどんどん吐き出されて
いくよ。

長く息を吐くと、リラックスを促す副交感神経が刺激されて落ち着くということは先に触れましたが（P.59）、その逆で、**短く小刻みに息を吐くと、興奮をもたらす交感神経が働いて、頭がシャキッと冴え渡り、活力がみなぎってきます。**

小刻みに吐く息「短息《たんそく》」を、さっそくやってみましょう。

まずは、嘘の咳を何度か行います。軽く息を吸い込んでから喉を締め、少し圧を加えながらコホッ！コホッ！

何度か繰り返しながら、咳のタイミングでお腹がグッとへこんでいるのを確認してください。この**お腹の瞬間的な収縮と一気に吐き出す息が、短息の基本**です。

さらに、今度は咳の直前に喉を締めるのをやめて、全速力で走った後に吐く息のように、ゼェゼェという感じで短い息をしばらく繰り返します。喉の締め付けがなくなった分、脳への嫌な圧力がなくなり、一気に爽快なゴールの感覚に近づきますよ。

次に、ゼェゼェを続けながら、ゆっくりと口を閉じていき、鼻からフンフンと息を吐き出すようにします。基本は咳の感じのまま、お腹を一瞬で引き締め、鼻から息をフンフンと小刻みかつ一気に吐き出す感じです。

続けましょう。ヨガではこの短い息のことを「カパラバティ」と呼び、**小気味のいい吐く息によって毒素がどんどん吐き出され**、脳がクリアになって活力が湧き上がると教えています。

そして最後の仕上げです。

フンフンのトーンを、突然噴き出して笑うときのプ――――ッ！というトーンに変えて、シリアスな感じから、愉快な感じへとシフトチェンジしましょう。鼻からプーーーッと息を吐きます。

お腹が小刻みに圧迫されることで内臓がマッサージされ、内臓のどろどろ血液が押し出されます。そこにさらさら血液が流れ込み、内臓がきれいになっていきます。吐く息で全身の毒素が効果的に吐き出され、細胞が蘇ってきます。脳に新鮮な酸素が行き渡り、頭が冴え渡ります。

お腹に力がみなぎり、全身に活力が満ちてきます。笑いのトーンで気分もアップして、心にもエネルギーがあふれます。

ただし、お腹をよく使う呼吸法なので、食後すぐのタイミングで行うのは避けたほうが無難です。また、妊娠中の人や高血圧の人には向かないので気をつけてくださいね。活力がアップし、ストレス発散になり、自律神経の調整にも役立つ呼吸法なので、自分の体調を見てどんどんトライしてください！

今日のととのい術は……　06　(P.38)

POINT

息を吸うときの舌

15

「爽やか呼吸」で肺を冷やしてリフレッシュしよう。

「冷却」することで、胸の奥を爽やかにキープ！

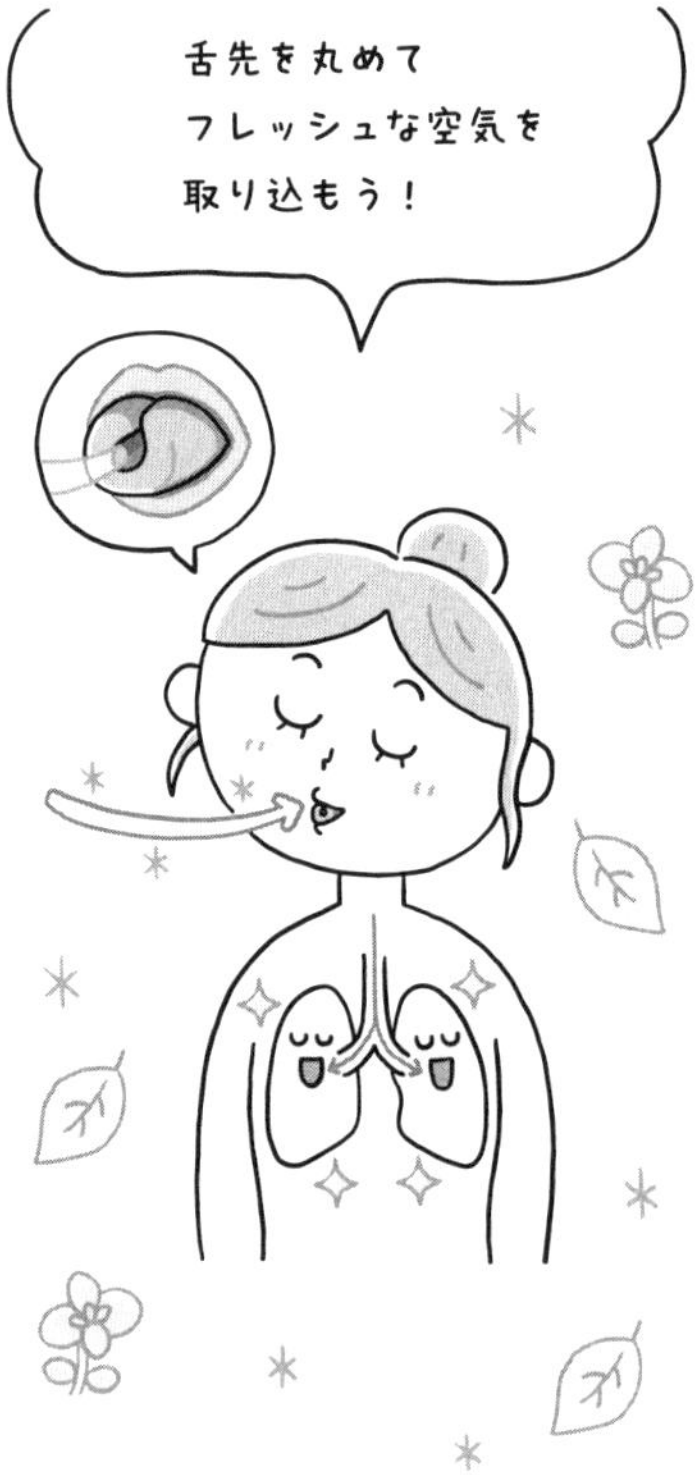

舌先を丸めてフレッシュな空気を取り込もう！

冷却効果を高めるために、息は少しずつ吸うのが大切だよ。

普段の私たちは無意識のうちに、慢性的なストレスで息が詰まっていたり、悪い姿勢でいることが続いて浅い呼吸になっていたり……。私たちの肺の中は知らず知らずのうちに、重苦しい空気が漂い、換気されないまま淀み放題の状態になっているかもしれません。

そんなときは、ちょっと休憩をとって緑豊かな自然の中で深呼吸したり、ミント系のフレッシュな香りを吸い込んだりすると、肺の中が思い切り換気されて、胸まわりや気分がすっきりしますよね。

でも、たとえば30分おきに外出したり、フレッシュな香りがするものを常に持ち歩いたりしているわけではないので、ここでは、いつでもどこでも、爽やかな感覚で日々を過ごすための呼吸術をお伝えしてみたいと思います。

インドの古い言葉で「シータリ」といって、「冷却」を意味する呼吸の奥義です。

今日のととのい術は……　42　(P.170)

まず唇を中央にすぼめて、マンガで描かれるタコの口のように、ほんの少しだけ突き出しましょう。控えめなフレンチキスの感じです。

次に**軽くすぼめた上唇と下唇の間に、舌先をほんの少しだけ出しましょう。もし可能なら、舌先を上に丸めて「C」が上を向いたような形**にしますが、これはできない方も多いので、唇の間に舌先を少し出すだけでも大丈夫です。

これで準備は完了です。

舌を丸めた方は筒状になった舌の隙間から、舌がほぼ平らの方は、舌と上唇の隙間から、**ゆっくりとほんの少しずつ息を吸っていきましょう。**

湿度を帯びた冷たい空気が喉を抜け、肺の中に吸い込まれていきます。

一度にたくさん吸うと冷却効果はイマイチなので、たっぷり時間をかけて、ゆっくりと息を吸い、吸い切ったら**吐くときは口を閉じ、肺の中で淀んでいた生温**

かい空気を、両鼻からモワッと抜くように吐いていきます。
抑うつ状態の原因ともなる、肺の奥のどんよりとした空気と汚れが鼻から吐き出されていきます。

繰り返しましょう。
吸う息で、ひんやりとした爽やかな空気が肺を満たしていきます。吐く息で、汚れや淀みが抜け出ていきます。

できれば**吸うときには軽く胸を反り、ほんの少しだけ顎を上げる**ようにしてください。冷たい空気が喉を通りやすくなり、左右の肺にたっぷり入って、胸のリフレッシュ感がアップします。
好きなだけこの呼吸を繰り返し、最後は軽く背筋を伸ばして目をつむり、滞りが洗い流されて浄化された、胸まわりの爽快感を味わい尽くしましょう。

今日のととのい術は……　50（P.202）

POINT

肩甲骨

16

奇跡の「肩回し呼吸法」で呼吸をするのが楽になり、肩甲骨がゆるんでいく。

気軽に肩凝りを解消できる♪
呼吸もどんどん楽になる♪

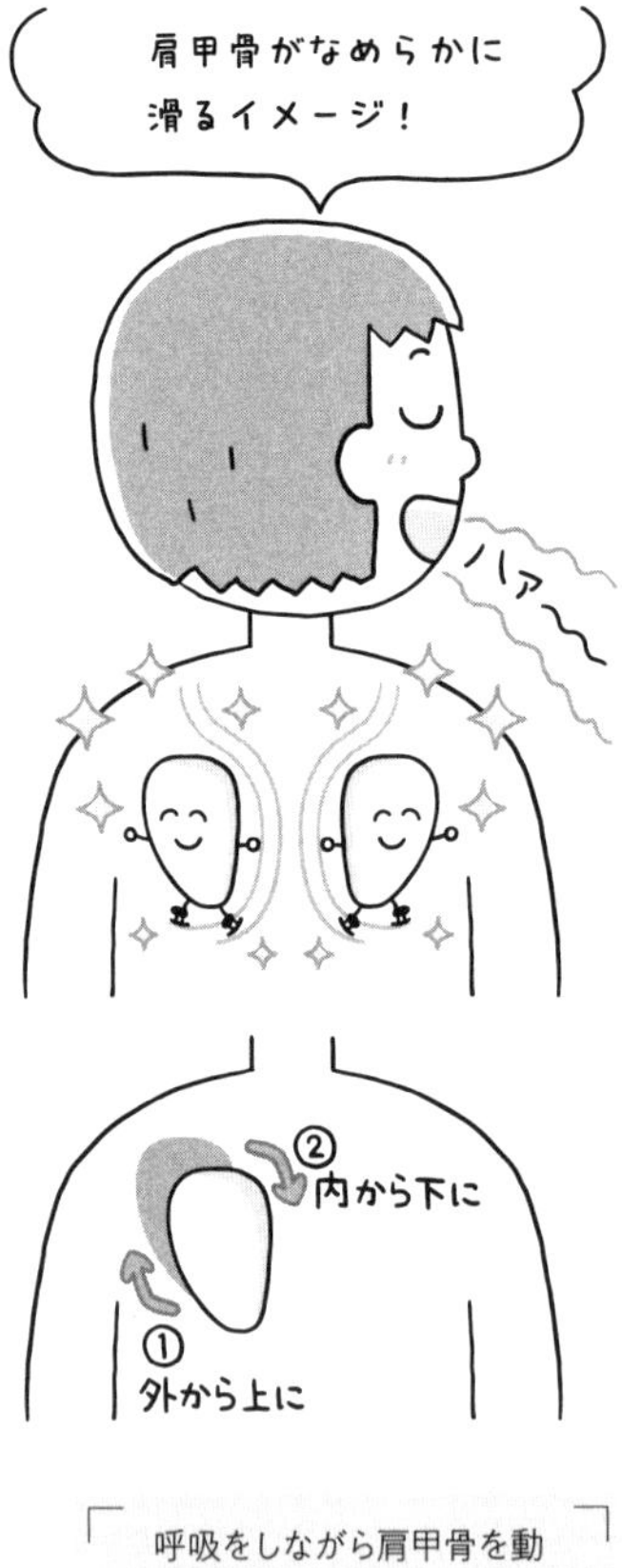

肩甲骨がなめらかに
滑るイメージ！
ハァ〜
②
内から下に
①
外から上に

呼吸をしながら肩甲骨を動かすテクニック。どこでも緊張をゆるめてすっきり！

なぜ人は、肩が凝ってしまうのでしょうか。普段の姿勢がよくないし、運動不足だし……。心当たりがいっぱいあるから仕方なしと、諦めている方も少なくないはず。

やりたいこと、言いたいこと、投げ出したいことなどを我慢して、自分を押し殺して生活していると、呼吸が浅く硬くなっていきます。首、胸、肩まわりについている呼吸筋、つまり息を「吸うときに使う筋肉」と「吐くときに使う筋肉」が同時に緊張して、呼吸そのものを硬直させてしまうからです。これが肩凝りの大きな原因になるのです。

ですから逆に、このあたりの**緊張を楽にゆるめる術を身につければ、いつでもどこでも気軽に肩凝りを解消することが可能になります。**

今日のととのい術は…… 03 (P.26)

ということで、さっそく奇跡の肩回し呼吸を行っていきましょう。
まず息を吸って頭頂を思い切り引き上げ、吐く息でそこにぶら下がるように脱力します（P.18）。

次に、肩をほんの少しだけ前から上に持ち上げながら、ゆっくりと鼻から息を吸っていき、そこで息を吸い続けます。電車内や職場で行うときは、誰にも気づかれない程度の小さな動きでOKです。本当に小さな力で息を吸い続け、最後の最後まで吸い切ったら、肩を軽く後ろで寄せて下げながら、口から吐いていきます。気持ちいいときに思わず漏れるため息と共に脱力していきましょう。

この肩の動きを、今度は肩甲骨を意識しながら、何度か繰り返しましょう。

吸う息では肩甲骨が背中を滑るように外側、上方へとスライドして止まり、最後まで吸い切ったら、吐く息では肩甲骨がゆるやかに内側、下方へとスライドし

ながら落ちていきます。

肩甲骨周辺の筋肉がゆるんで、背中をスケートのようになめらかに、外から上に、内から下へとやわらかく滑らせるイメージです。さらに続けてみましょう。

このように、呼吸と共に身体を動かすことを、ヨガでは「ヴィンヤサ」と呼び、**呼吸だけをしているよりも、はるかに呼吸が深まり、同時に身体をほぐすこともできます。**

久し振りに極上の温泉に入った瞬間のように、最高に心地良いときのため息を漏らしながら、肩甲骨がなめらかに背中を滑っていく様子を味わい、何度も何度も繰り返しましょう。気がつけば、ストレッチも筋トレもしていないのに、肩がゆるんですっきり楽になっているはずです。

今日のととのい術は……34（P.138）

POINT

デタラメな言葉

17

抱え込んだ感情をデタラメ語でぶちまけて発散しよう。

ストレスで苦しいときには、デタラメ語で発散！

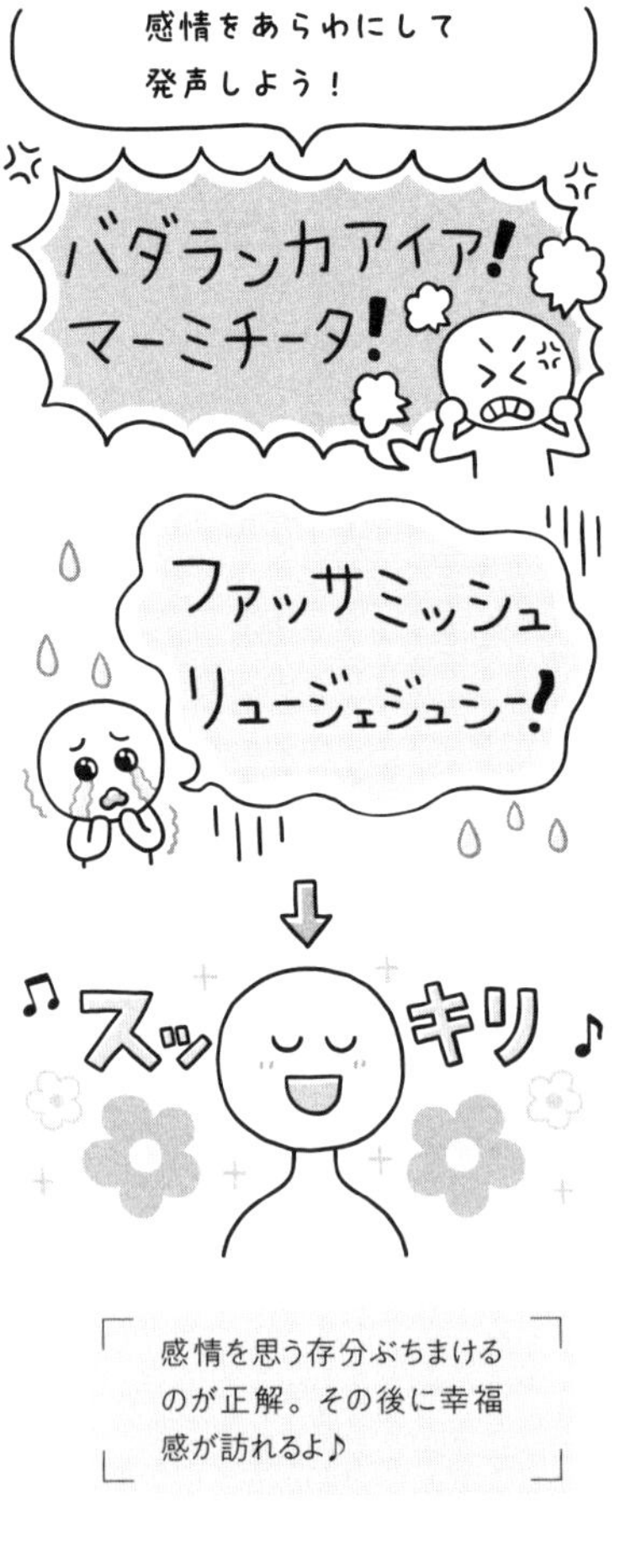
感情をあらわにして発声しよう！
バダランカアイア！マーミチータ！
ファッサミッシュリュージェジュシー！
スッキリ

感情を思う存分ぶちまけるのが正解。その後に幸福感が訪れるよ♪

みなさんは、溜め込んだストレスを、その日のうちにダイレクトに発散できていますか？

ダイレクトというのは、怒りの感情が溜まったら怒ること、悲しみの感情が溜まったら泣くこと。つまり、そのまんまの感情を思い切り爆発させて、解消できているかということです。

正直、不可能ですよね……。いつの頃からか、感情をそのまま表現することを自粛し、溜め込むことばかり覚え込んでしまったのではないでしょうか。

でも、デタラメ語を使えば、とても健全にそれができるのです。

たとえば、フランス語やタイ語、中国語など、知らない言語を雰囲気だけ真似て、唇と舌が動くがままに、好き勝手にデタラメな言葉を話してみましょう。最初はコソコソ声くらいの大きさで大丈夫なので、表情筋の運動くらいの気持ちでデタラメ語を発していきます。真似が上手とか下手とかではなく、**本当にデタラメに、適当に、思いつくままに発声**するのが正解です。

では次に、今すぐにでも放出したい感情や気分、ストレスフルなシーンを思い浮かべましょう。**怒りやイライラ、悲しみ、ショックなど、何でもいいので一つテーマを決め、その感情をデタラメ語に乗せて解き放っていきます。**

日本語に翻訳すると、「なぜいつも、あいつはあんなに横暴なんだよ！　人が下手に出ていればいい気になりやがって……！」みたいな文句やら愚痴やら嘆きを、**感情をあらわにしながら、気が済むまで延々と、できれば身振り手振りのジェスチャーを加えながら、デタラメに発し続けましょう。**

次は悔しさ、次はこの人に対する怒り、次は苛立ちなどなど、少し休憩もはさみながら、何度も何度も、何分でも何十分でも、周囲の人に悟られないような環境で、満足するまでデタラメ語で発散します。

ついに、**抱え込んでいた感情やストレスを思う存分ぶちまけることができたら、しばし自分の今の状態を感じてみましょう。**

ストレスが思い切り発散できて、心がすっきりとリフレッシュしています。
清々しくて爽快で、やさしい気持ちさえ芽生えてきます。
呼吸がゆったりと、気持ちよく繰り返されています。
なぜだかよく分からないけれど、とても満たされて幸せな感じがします。

ストレスで押しつぶされそうなときは、デタラメ語に感情を乗せて、穏やかな心の状態を取り戻してくださいね。

POINT

鼻の奥の方の感覚

18

手を使わずに「片鼻呼吸」。そのイメージだけで心が研ぎ澄まされる。

呼吸の気持ちよさを思い出す、片鼻呼吸を思い浮かべて！

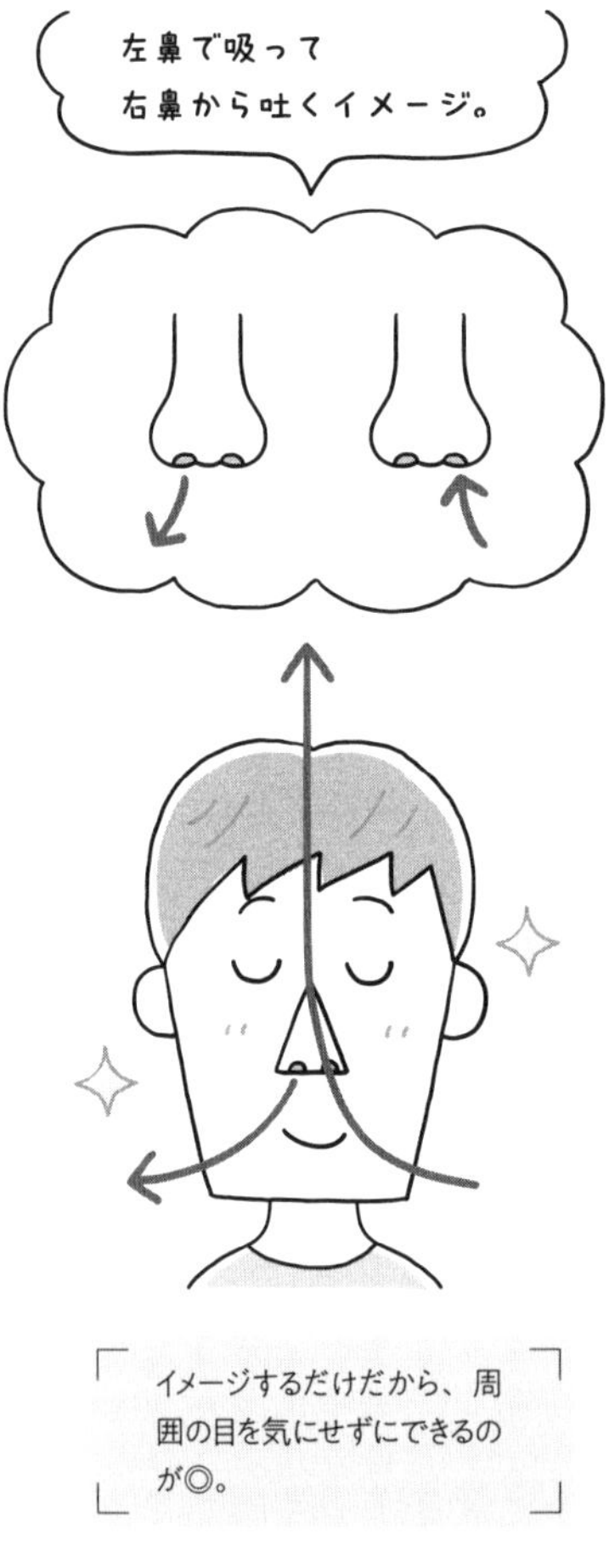

イメージするだけだから、周囲の目を気にせずにできるのが◎。

ヨガや気功の呼吸法と言えば、片鼻をふさぐ「ハタ呼吸法」が有名ですが、意外と手が疲れたり、怪しい人に見えて、やる場所に困ったりするものです。

そこでおすすめなのが、**片鼻ずつ呼吸している「イメージを描く」呼吸法**です。

早速トライしてみましょう。

背筋を伸ばしたら、まず**左鼻だけで息を吸っていき、吸い切ったら右鼻から吐き出していくイメージ**を描きます。手は使わず、実際は両鼻で呼吸していますが、イメージの中では片鼻だけで呼吸します。

次は右鼻から吸って、左鼻から吐くイメージを描き、何度か繰り返します。

できれば**吸う息は鼻の奥から頭頂、さらに上へと抜けていき、脱力するようにもう片方の鼻から抜けていきます**。丁寧に、繊細に呼吸を続けていると、どんどん脳が鎮まって、集中力が増し、心が研ぎ澄まされていきます。

POINT

見上げること

19

空を見上げて胸いっぱいに空気を吸い込むとすっきり！

空を見上げて深呼吸するだけで、心も胸も晴れやかになるよ。

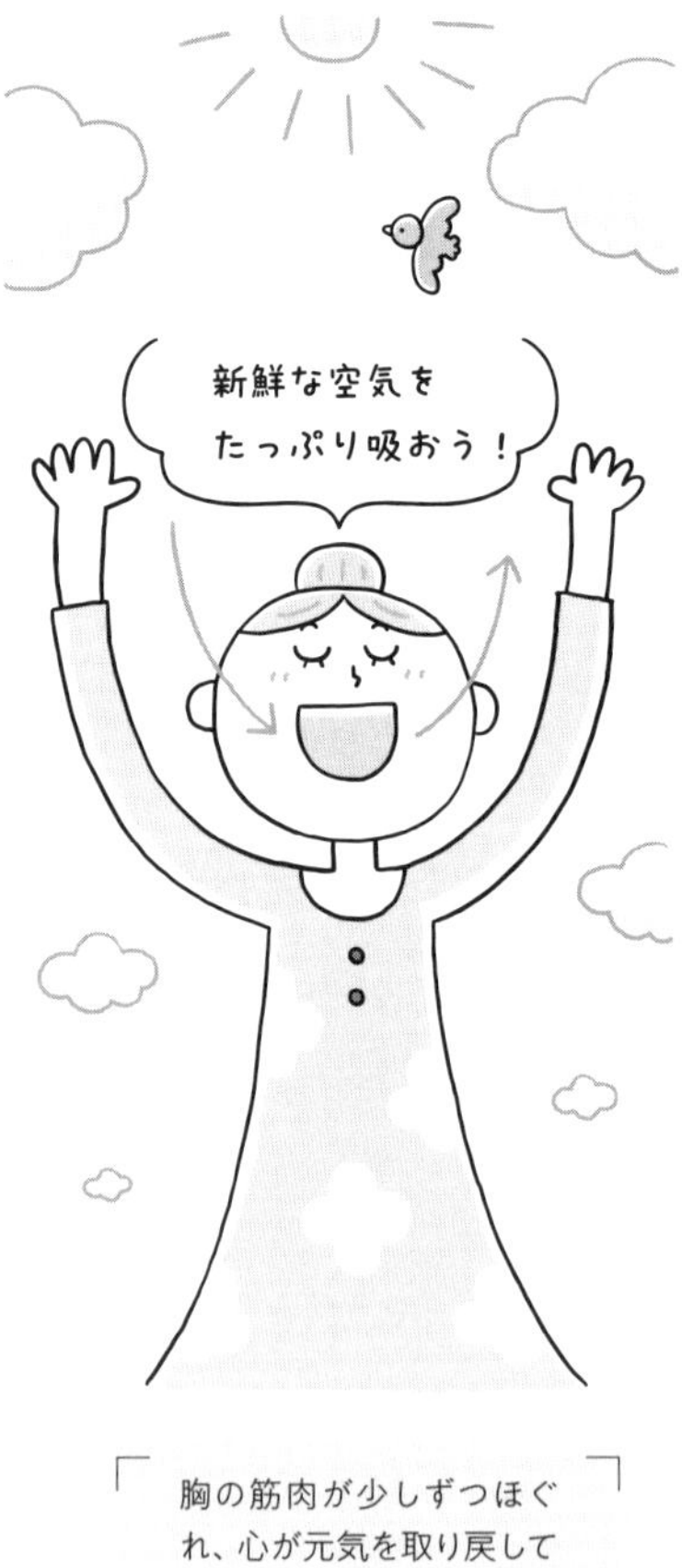

胸の筋肉が少しずつほぐれ、心が元気を取り戻していくよ。

世知辛《せちがら》いこの世を生きていると、特に嫌なことがあったわけでもないのに疲れ果て、胸が重くなって猫背になり、心も呼吸も塞ぎ込んでしまうことがあります。

そんなときは、**空を見上げて呼吸するだけで、いつの間にか心が晴れ渡り、呼吸が楽になっている**ものです。

できれば外に出るか、少なくともカーテンを開けて空を見上げましょう。見渡せる範囲の空は、どれくらいの大きさでしょうか。自分が住んでいる町くらいでしょうか。それとも県くらいでしょうか。なんて空の大きさを推し測りながら、その**空の空気を胸いっぱいに吸い込み、鼻か口からため息のような吐く息を漏らし、肩の力を抜いていきます。**

これだけで胸の筋肉が少しずつほぐされていき、心の疲れが洗い流され、ほんのちょっぴり心も胸も上向きに、元気を取り戻してくれることでしょう。

今日のととのい術は……　36（P.146）

POINT

自然の香り

20

自然と触れ合い香りを感じて原初の記憶を呼び起こそう。

自然の香りで、子どもの頃の自然な呼吸を取り戻せるんだよ。

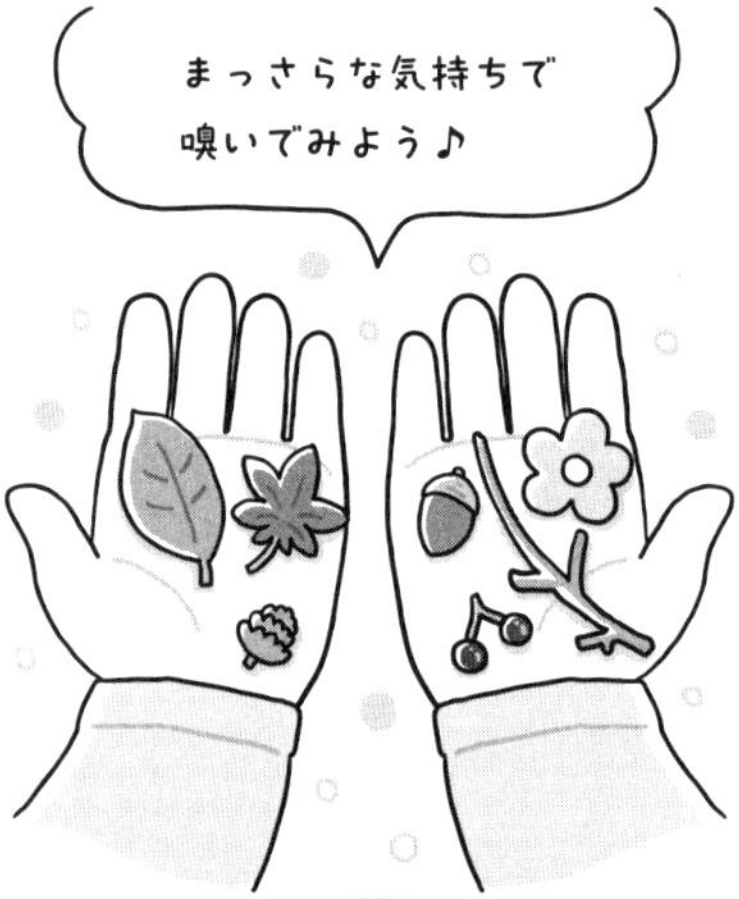

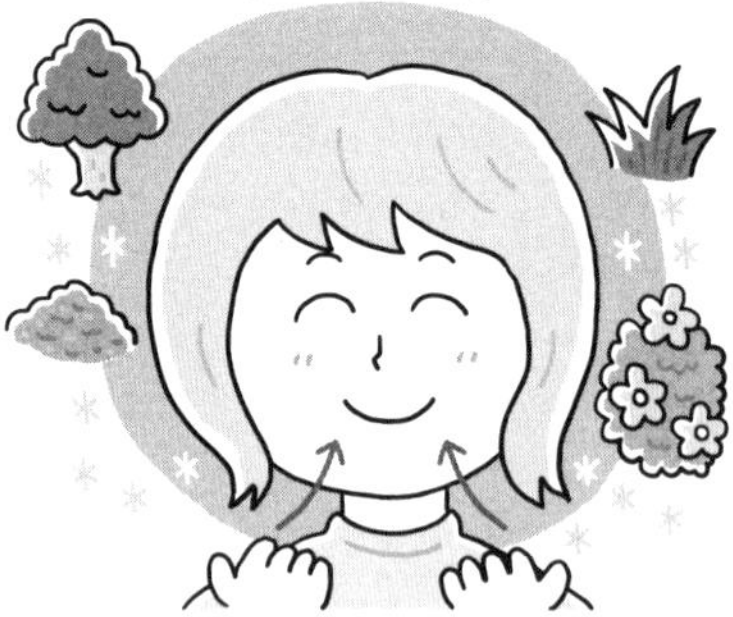

香りがDNAレベルの記憶に働きかけて、脳がリセットされるよ。

私たちの脳や身体には、土や木、草、花、海など、自然と共に生活していた頃の記憶がDNAレベルで染みついています。「身土不二《しんどふじ》」と言って、伝統的な食事や地元の旬の食材をとることで、本来備わっている健康を取り戻しやすいのと同じように、屋外で**自然の香りを感じながら呼吸をすると、脳や身体を本来あるべき状態に戻す作用を引き出すことができます。**

自然の中を歩き、ふと空気の感じが変わって「ここが好き」と感じる場所を見つけたら、そこで何度かゆったりと深呼吸してみます。そして土を触ったり、草や葉や枝を手でこすったりして、その香りを嗅いでみましょう。一切の先入観や批判する心を手放して、**まっさらな気持ちでそれらの香りを嗅いでいると、原初の記憶が呼び起こされ、脳が安心して穏やかになり**、一瞬でリセットされます。

公園などで気軽にできるので、ぜひさまざまな香りを楽しみながら歩いてみてくださいね。

今日のととのい術は…… 07（P.42）

column

呼吸法に欠かせない「気」のお話

ヨガの世界では、呼吸法のことを「プラーナーヤーマ」と呼んでいます。プラーナというのは「気」、アーヤーマが「伸ばす」という意味なので、本来は「気」を長く伸ばしていく方法という意味になります。

「気」とは、元気、病気、やる気といった言葉にも含まれるように、心身両面のエネルギーの源、生命エネルギーのことを意味しています。

2章では、息を止めたり、長くしたりする呼吸法を紹介しましたが、そういった呼吸法を通して、最終的には気を「止まるくらいに伸ばしていく」ことを目指しているのです。

といっても、我慢して止めることでも、長くすることでもなく、呼吸に対する抑圧や努力がまったくなく、ゆったりとした控えめで長い呼吸が、自然に繰り返されている状態を目指しています。

第3章

「脳」に効くヨガのアプローチ

POINT

本気

21

脳の疲れをリセットして一瞬で集中力がUPする「止める呼吸法」。

緊急レベルに苦しくなるまで、息を吸い続けよう。

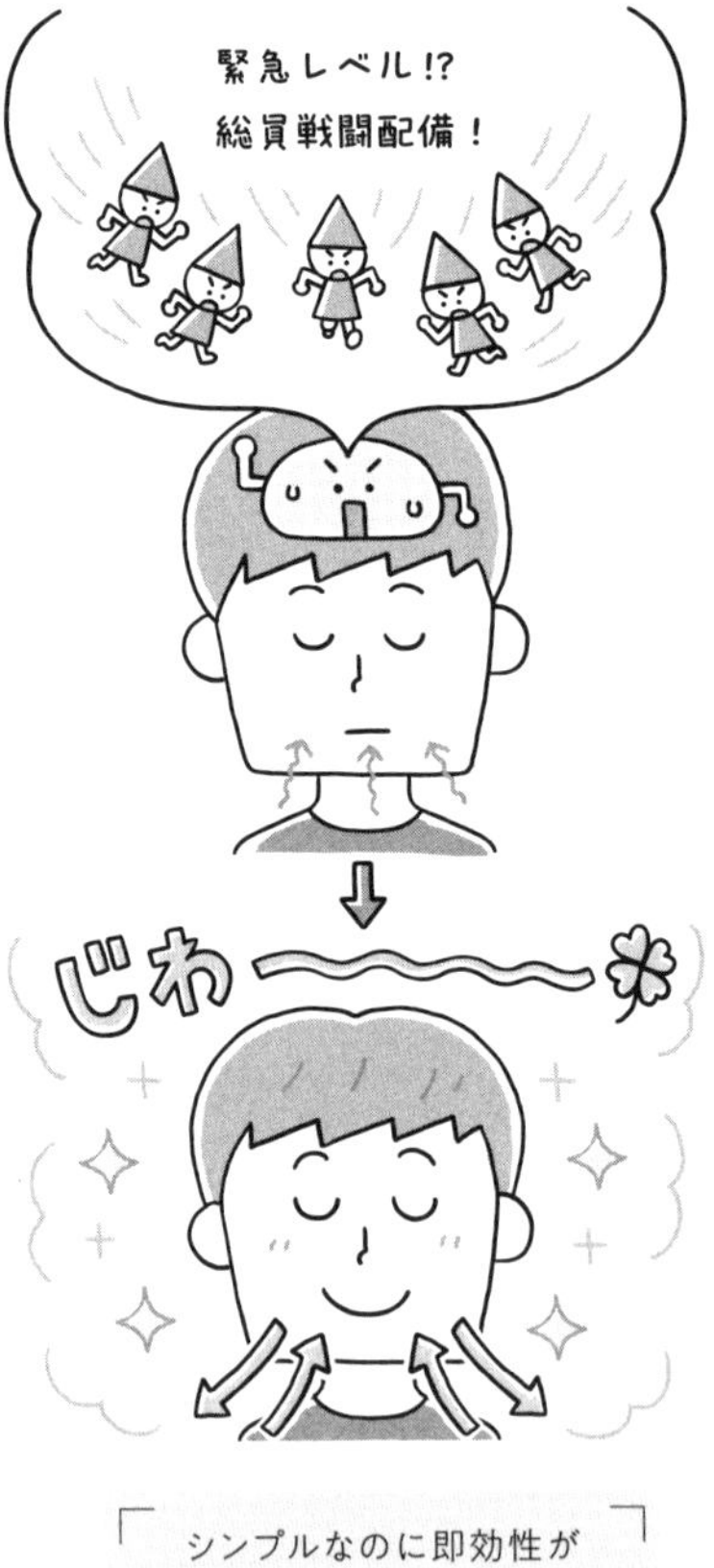

シンプルなのに即効性が高い、とびきりのメンタル調整法だよ!

まずは脳が疲れる原因となる、イライラやモヤモヤをリセットする方法から紹介したいと思います。

少しずつ息を吸い、苦しくなるまで吸い続けて、息を止める。

ただそれだけのメソッドなのですが、ヨガの世界では古くから「クンバカ」と呼ばれ、**呼吸法の最高峰に君臨し続けてきた、極上のメンタル調整法**です。

脳や心臓、循環器系の不調がある方は、必ず事前にかかりつけの医師にご相談の上、無理のない範囲で実践してみてくださいね。

さっそく始めましょう。

最初に、鼻から息を深く吸い込みながら頭のてっぺんを引き上げ、鼻か口からゆっくりと息を吐きながら、頭頂にぶら下がるイメージを描きましょう（P.18）。5回ほどこれを繰り返し、姿勢と呼吸をととのえます。

次の吸う息では、ゆるやかに弱く吸い、もう吸えなくなってもなお、ほんの少しずつ吸おう吸おうとします。このとき、実際には息は止まっています。**ちょっぴりずつ吸おうとすることで、脳に圧をかけることなく、吸い切ったところで息を止めることができる**のです。

少しずつ息を吸い続けながら、顔の緊張に気づいては顔をゆるめ、喉や首、肩もゆるめ、さらに顔をゆるめながら、息苦しくなるのを待ちます。最初は、「まぁ、大丈夫だろう」という感じから、「少し苦しいかも」に変わり、「これは本当にまずいかもしれない」を経て、**脳が「総員戦闘配備！」という最上級の緊急レベルに上がるまで吸い続けます。**

本気で苦しくなってきたら、ゆっくりと息を口から吐いていき、ゆったりとした深呼吸を鼻で行いましょう。

安堵感が広がると共に緊張が解け、血液が顔や首、肩まわりにジワッと行き渡っていきます。呼吸が少しずつ、やわらかさを取り戻していきます。

深い呼吸を続けながら、数十秒から数分かけて、鼓動や呼吸を完全に落ち着かせましょう。平常レベルまで戻ったら、もう2セットほど行います。

何度か深呼吸を行った後、息をやさしく弱めに吸っていき、さらに吸い続け、顔をゆるめ、喉・首・肩もゆるめ、軽く軽く吸い続けながらまた顔をゆるめ、脳の緊急レベルが引き上げられていくのを冷静に感じ取ります。そして、「ここだ！」と思う高度な緊急レベルに達してから、緊張の和らぎを感じつつゆっくり息を吐いていきましょう。脳がリセットされて、安らぎと共に集中力が高まっているのが実感できることでしょう。

今日のととのい術は……　38　(P.154)

POINT

小さな音

22

喉の奥でシュー。「音の呼吸」で、脳内を鎮め、解きほぐそう。

心のざわめきを鎮めるには音の振動が効果的！

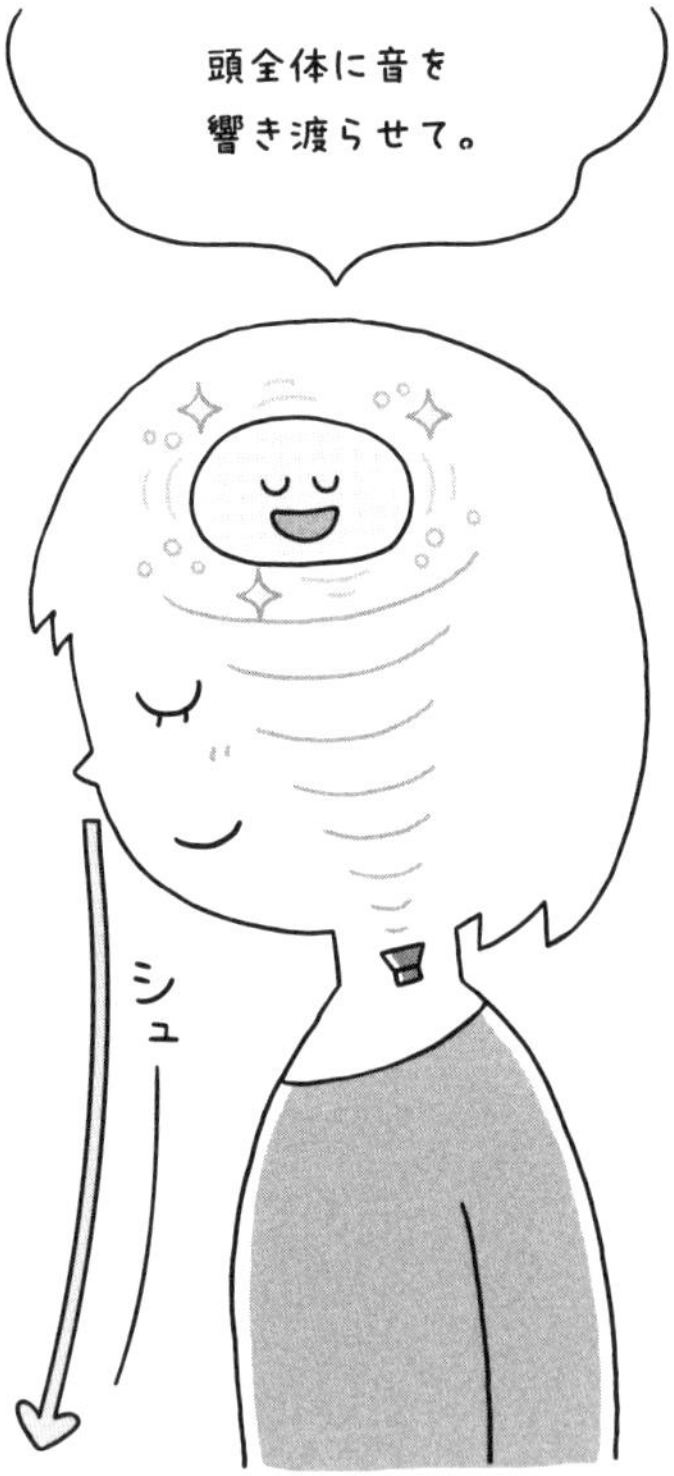

超音波洗浄機みたいな浄化パワーで、頭が澄み渡ってくるよ♪

不本意なことを言われて心がザワザワしたり、次の日や、遠い将来のことが気になって気持ちがソワソワしたり……。そんな心のざわめきを落ち着かせ、深く脳を鎮めてくれるテクニックを紹介します。

ヨガでは「ウジャイ」と呼ばれている呼吸のメソッドで、**自分にだけ聞こえるくらいの小さな呼吸音を鳴らし、その小さな音に集中**するというものです。

さっそく、実践していきましょう。

ガラスを息で曇らせるようなイメージで口から息を吐き、喉の奥の方で「はぁーっ」という音が鳴ることを確認します。息を吸うときは口を閉じて普通に鼻から吸い込み、吐く息のときにだけ、「はぁ――っ」と音を出すようにします。

繰り返します。

同じような音を鳴らし続けながら、口を少しずつ閉じていくと「はぁー」から「ほぉー」という音に変わっていきます。できるだけ喉に力が入らないようリラックスして、何度か繰り返しましょう。

さらに少しずつ口を閉じていきながら、最後は完全に口を閉じると、息が喉から鼻の方へと抜けるようになり、喉元でガス漏れのような「シューー」という音が鳴り続けるようになります。

鼻から息を吐き切ったら、鼻から吸って鼻から吐きましょう。喉の奥で「シューー」（または「フゥーー」などでもＯＫ）という音を鳴らします。音を出そうとするあまり喉を締める力が強くならないよう、ときおり喉や首、肩まわりをさらにリラックスさせながら、繰り返します。目を閉じても構いません。

喉の振動や音が、喉の奥から上顎の奥の方にかけて、さらには頭の中全体に響き渡っている様子を繊細に感じてみてください。超音波洗浄機のように、**音の振動で緊張や細かい詰まりが解きほぐされ、血流が促進されて、細胞の汚れや疲れが洗い流されていきます。**喉にかける力は最小限にして続けましょう。**不快でなければ、吸う息にも同じような音を鳴らしてダブル洗浄。**ただし、少しでも緊張が強くなるようなら、吐く息のみ音を鳴らし続けるだけでOKです。

喉の奥の方、さらに口の中や上顎のあたりの緊張が少しずつ解消し、きれいに洗浄されていきます。

細かい音の振動で、鼻の奥、頬の奥、顎の関節、耳の奥、こめかみ、目の奥、さらにその奥の方や、脳の緊張までもがほぐされて、血流が良くなり、そのあたりの疲れや滞りが浄化されていきます。

頭の中が静まり返り、澄み切ってきます。

今日のととのい術は……　02（P.22）

POINT

ギリギリの姿勢

23

「片足立ち」で身体のバランスを保つと頭の中をリセットできる！

身体のバランスを保とうとする「脳のクセ」を利用しよう！

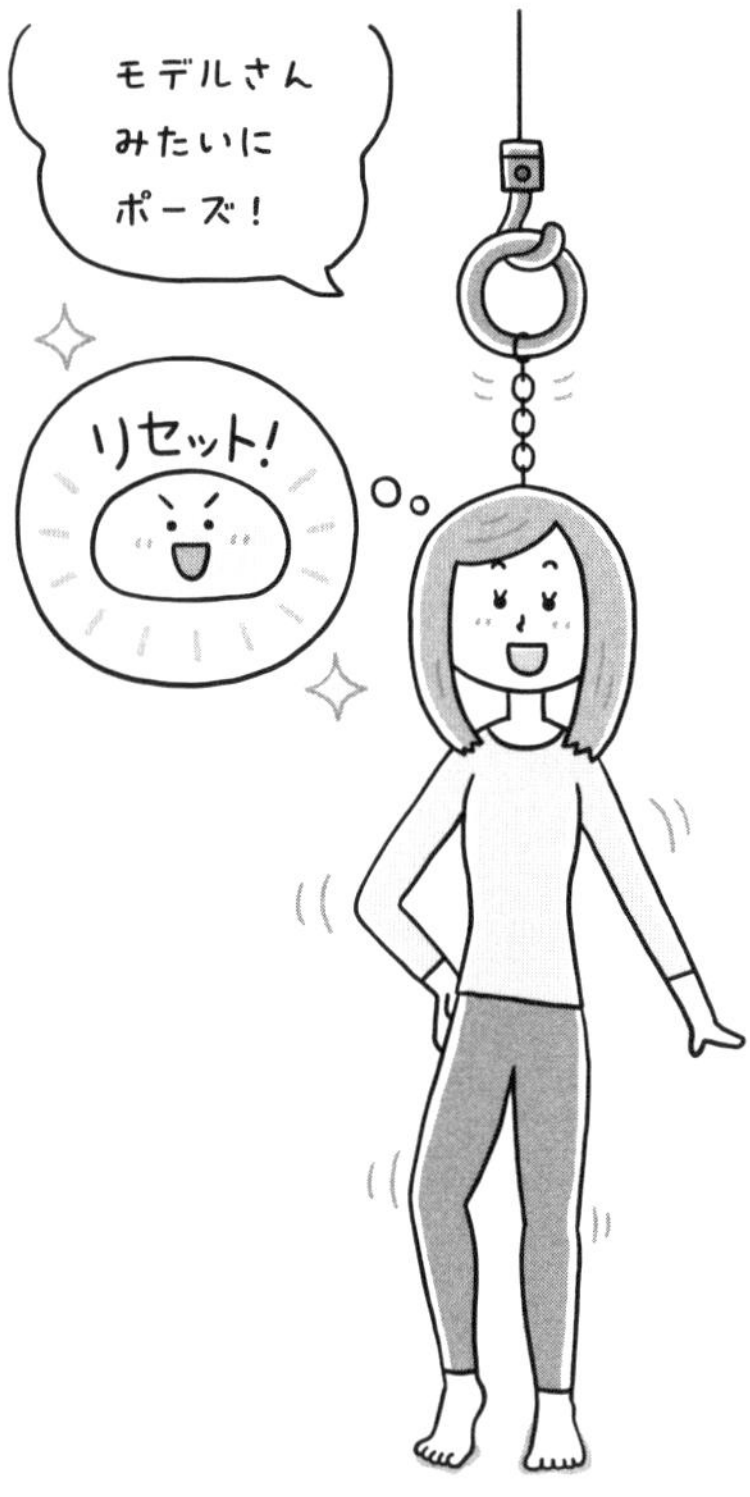

バランスをとりながら、できるだけ楽に呼吸をすることも忘れずに。

みなさんは、電車などに揺られてうたた寝をしてしまい、頭がカクンとなったことはありますか？　その瞬間、無意識に首が元の位置に戻るという経験をしたことがありますか？

脳は急なバランスの崩れを検知したとき、一瞬だけ他のあらゆる処理を中断して危険回避に専念するという特性があります。筋肉が反射的に反応すると同時に、脳も本能的に体勢を戻そうとするのです。この特性を利用して、脳をリセットし、一瞬で頭をすっきりさせる方法があります。

まずはバランスを崩しても危険がないよう十分なスペースと安全性を確保し、背筋を伸ばしてシュッと立ちます。足先は正面に向け、両足を平行にしましょう。
次に吸う息のタイミングで、足裏が持ち上がるくらい強い力で頭頂が引き上げられていき、吐く息でそこにぶら下がるようなイメージを描きながら脱力します

今日のととのい術は…… 48 (P.194)

（P.18）。何度か繰り返し、すらりと伸びた棒のようになります。

引き上げられたイメージを保ちながら、ゆっくりと左足に体重を移動させていき、右足は指先だけを床に残します。バランスをとるというよりは、強烈に頭頂を引き上げられながら、ゆっくりと体重移動させていき、自然に右足がふわっと浮いてくる感覚が得られるとよいでしょう。

右足が浮いたら、恐らく息が緊張しているので、ゆるめることを意識します。頭のてっぺんを引き上げられるイメージと共に片足でバランスをとり、呼吸をできるだけリラックスさせましょう。

これだけで、すでに何かを考える余裕がなくなっているかもしれませんが、もしまだいろいろな思考が浮かんできたり、余力があると感じたりする状態なのであれば、左膝を軽く曲げてから、右脚をゆっくりと前後左右に動かします。そこから両手を上げて万歳したり、さらにモデルさんのようにさまざまなポーズを取ったりするのもよいでしょう。

大切なのは、動き続けながらギリッギリでいっぱいいっぱいのバランス姿勢をつくることです。他のことを考えられるような余裕があると、脳をリセットする作用は期待できません。

ちょっと息が詰まるくらいの姿勢にチャレンジしながら、楽な呼吸をして、バランスをとる。これを30～40秒ほど行った後、両足を床に戻して肩の力を抜き、全身の緊張が和らいでいくのを感じましょう。

脳がリセットして、深く深く鎮まっていき、呼吸もゆったりとくつろいで、落ち着きが増していきます。ぜひ逆の足もチャレンジしてくださいね。

POINT

本気の緊張

24

「ワンポイント筋トレ法」で脳の注意をストレスから引き離そう。

身体を使って刺激をつくり、嫌なことを一瞬で忘れちゃおう！

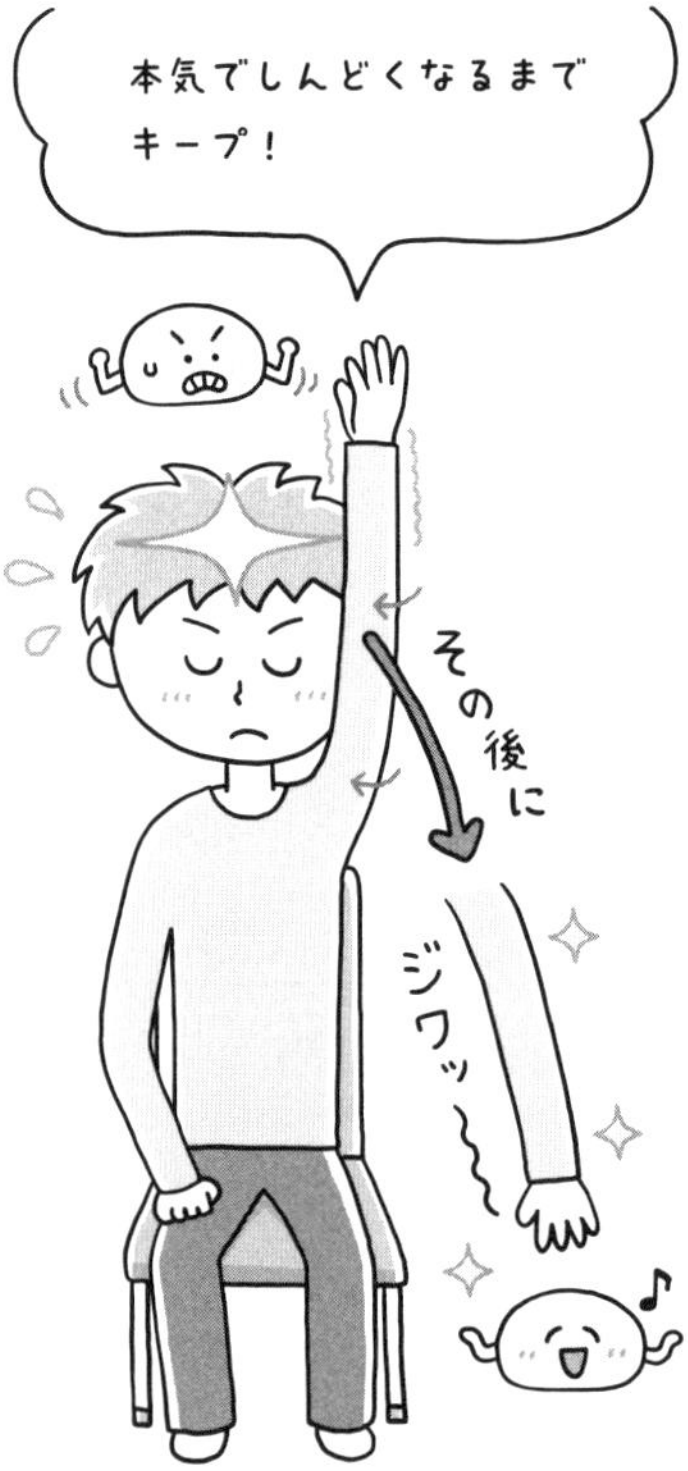
本気でしんどくなるまでキープ！
その後に
ジワッ

他のことを考えられないくらい、脳の注意を腕や肩に向けることができると成功♪

昨日言われた嫌味や、明日に予定されている重要なプレゼンのことが頭を離れず、ストレスや緊張した状態が続く……なんてことはありませんか？　脳をストレスの原因から切り離し、気持ちを総入れ替えすることは、身体を使えば意外と簡単に実現できるのです。

というのは、**より強い刺激を今この瞬間につくることさえできれば、脳は簡単に新しい対象へと引き付けられていき、ストレスから意識を引き離し、別のことへと集中を高めることができる**からです。

その方法の一つが「ワンポイント筋トレ法」です。

筋トレというとストイックに行うイメージがありますが、脳の注意を引き付けるだけなので大層な運動は必要ありません。座ったままでもOKです。

今日のととのい術は…… 25 （P.106）

たとえば、片腕で万歳をしてみてください。そのまま、その腕を付け根からしっかりとねじって手の平を内側に向けましょう。できれば手の指を思い切り開き、肩を少しだけ耳に近づけ、でも顔と首はできるだけリラックス。のんびりと呼吸を繰り返しながら、あとはその状態をキープするだけです。

脳の注意を頑固なストレスから引き剝がすには、「必死」「本気」になるくらいの緊張が必要なので、そのときがくるまで待ってあげなければいけません。どれだけ肩がダルくなっても、しんどくなってきたとしても、必死にキープすればするほど、脳の注意がそちらに向いていくので、肩や腕、手の平で生じる感覚を大らかに感じながら、弱気にならず、ちょっぴり強気に、もう数十秒ほどひたすら本気でしんどくなるときを待ちましょう。

そう言っているうちに、そろそろ他のことを考えられないくらい、脳の関心が肩に向かってきたことでしょう。まだの場合はもうしばらくキープしてから、つらさがピークになったと思ったら、もうひと息だけ息を吸って、あとひと伸びし、少しずつ息を吐きながら、上げた腕をゆっくりと下ろしていきましょう。

あぁぁぁ、なんとも言えない安堵感。安心のホルモンがジワッと分泌されていく、ほのかな恍惚感をご堪能ください。

気持ちのいい呼吸を繰り返しながら、緊張が解けていく様子を感じましょう。**腕に血がじわりと巡って、ダルさや疲れ、老廃物まで洗い流し、肩から先の細胞がどんどんきれいになっていきます。深く吸い込んだ新鮮な酸素が血液に乗り、心なしか、脳や目の奥のあたりまで癒やされていく感じ**がします。

緊張気味だった呼吸もゆったりとゆるんできて、さらに繊細な意識でその変化を見守っていると、脳が深く深く鎮まってきて、穏やかさを増していきます。心がストレスから解放され、リフレッシュされます。

今日のととのい術は……　03　(P.26)

POINT

受動的な視覚

25

どこにも焦点を絞らず目の奥の力みをゆるめるとみるみる思考が軽くなる。

視野を広げるだけで、気持ちがふわっと軽くなるよ。

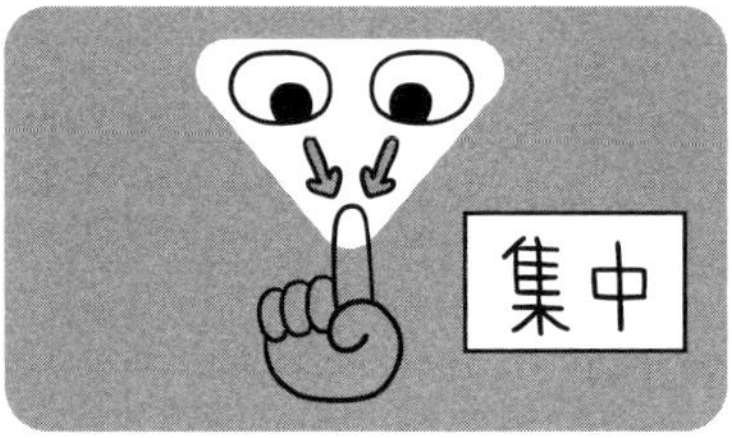

集中

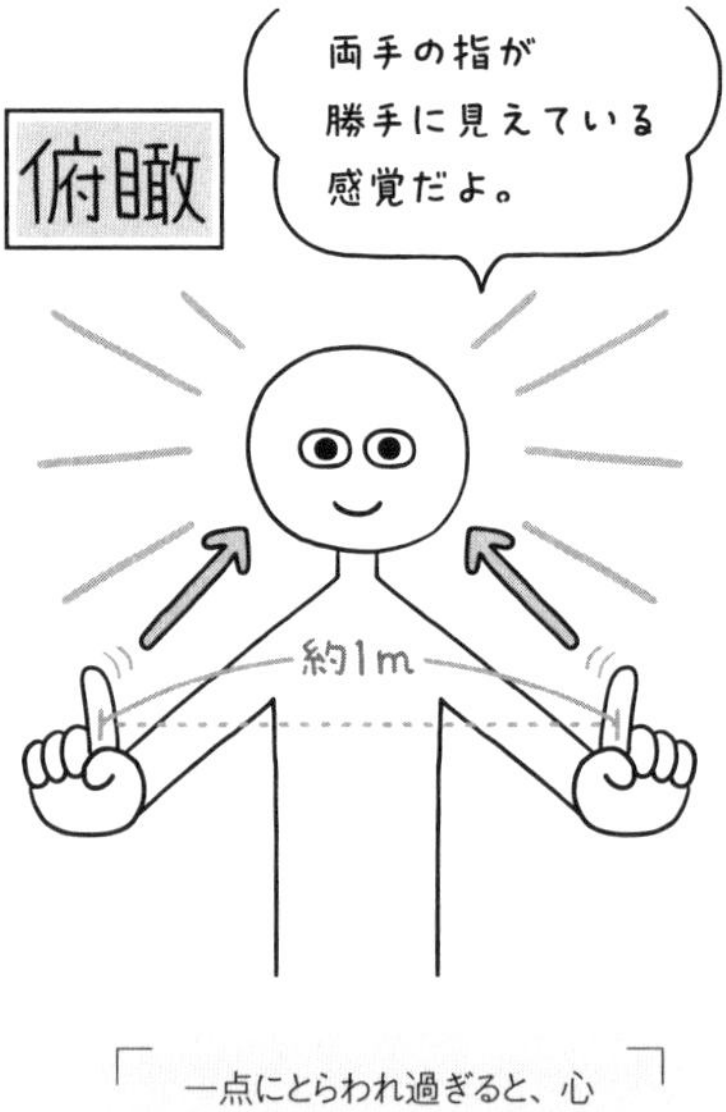

俯瞰
両手の指が勝手に見えている感覚だよ。
約1m

一点にとらわれ過ぎると、心も視覚も狭くなり、ストレスの元になるから注意！

ここまでは、「脳の注意を強引にストレスから引き離す方法」を紹介してきましたが、今度はまったく違うアプローチで脳をリセットしていきましょう。

「集中」メソッドの対極にある、**「俯瞰《ふかん》」のテクニック**をご紹介します。

まず目の前50cmくらいのところに人差し指を立て、その指先の一点に目の焦点をしっかり合わせましょう。これが一点集中の感覚です。この「凝視している」感覚を矢印を使って図示すると、多くの方は「目から指先に向かう矢印」を書き込むことでしょう。

そんな伏線を仕込みつつ、いよいよ本題です。

もう一方の人差し指も目の高さに持ってきたら、それぞれの指を1mくらい左右に引き離し、両方の指先を曲げ伸ばししながら、その動きが同時に見えるようにしましょう。

どこにも焦点を絞らず、見よう見ようとせずに目をリラックスさせ、「ぼんやり目を開けていたら、勝手に両方の指の動きが見える」という状態をつくります。この感覚を矢印で図示すると、「指先から目の方に向かってくる矢印」となるでしょうか。目を開いたまま目をリラックスさせていると、指先の映像が勝手に目に映し出される感覚です。

できるだけゆったりとした呼吸を行い、顔も、首も、肩もリラックスさせて、見ようとか、うまくやろうとか、何かを体得しようといった意思を持たず、**脳も目も完全に受動的になって、両手の指が勝手に見えているという感覚。これが「俯瞰」の感覚です。**この俯瞰を練習することによって、ストレスの大元である「心の近視」、つまり何か一つのことに執着しようとする心をリセットし、**大らか**

に全体を見渡す心の状態が育まれていきます。

視覚的にも、どこか一点にとらわれていると他方が見えません。脳を静かにして、来るものは拒まずの状態をつくることによって、脳からどんどんストレスが抜けていくのです。

この感覚がつかめたら、手をゆっくりと下げて、見渡せる限りの視界をただ受動的に感じておきましょう。

外に出たときは、空を遠くまで広く見渡したり、電車の中で視界の両端の人をぼんやりと眺めたりするだけでも効果的なので、心の近視を自覚したら、いつでもどこでも練習できます。日々取り入れることで、大らかな心になれるでしょう。ただし、歩きながら、運転しながらなど、移動中に行うのはたいへん危険なので避けましょう。安全なところで実践してくださいね。

今日のととのい術は…… 11 (P.54)

POINT

受動的な
聴覚

26

無色透明な身体になって
さまざまな音を通過させると
リラックスできる。

あらゆる音の漂いを許すと、
心が「無音」になる⁉

音が身体を
すり抜けていく……！
ピピピピピ…
キーーーーン
タタタタタタタタ…
チチチチチチチチ…
リリーーーーン
うい〜〜〜〜〜ん
ブーーーン

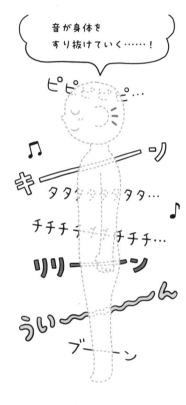

聴覚を受信専用にしてね。「聞こうとしないこと」が大切。

脳を深くリラックスさせるために、身の回りで鳴っている音を「俯瞰」するテクニックを見ていきましょう。一点に意識を向けることが「集中」で、二点以上のものを同時に受け取ることが「俯瞰」です。

それでは、さっそく実践していきましょう。

まずは吸う息で頭頂を強烈に引き上げ、吐く息で脱力しながら姿勢をととのえます。5回ほどこの呼吸を繰り返し、しっかりと集中の下地をつくっておきます。

次に、自分が今いる部屋の中や、近くで鳴っている音に耳を傾けてみます。エアコンの音や通気口から空気が吸い込まれていく音、近くで車が通り過ぎていく音、誰かの足音など、どんな音が鳴っているのか、しばし耳を澄ましてみます。何も聞こえないくらい静まり返っていたとしても、耳を澄ますこと自体に意味があるので問題ありません。

繊細に耳を澄ましてみると、電子機器がかすかに発するキ――ンという音が聞こえるかもしれませんし、鼻を通り抜ける呼吸音が聞こえるかもしれません。

ゆったりとした呼吸を繰り返しながら、大きな音、小さな音を問わず、自分の近くで鳴っている音に耳を傾け続けましょう。ここまでは、特定の音に対して意識を向ける「集中」の練習ですが、これだけでも随分と心が静かになるのが分かるはずです。

それではさらに、ざわつく心を無音に近づけていきましょう。

自分の身体が無色透明になり、ただの空間となり、そこをさまざまな音が通過していくイメージを描きます。**何か特定の音を聞こうとするのではなく、耳を澄ます必要も傾ける必要もなく、**ただ、さまざまな生活音や自然音が、自分の身体をすり抜けていくというイメージです。

30秒ほど目を閉じて、ゆっくり呼吸を繰り返しましょう。自分からなにかを発信することはありません。身も心も受信専用の自分に切り替えて、無色透明になった自分を感じます。

さまざまな音が自分の身体を通り過ぎていきます。

何ひとつ引っかかることなく、跳ね返されることなく、なめらかに、やわらかく、澄み切った身体を通り過ぎていきます。

リラックスが深まり、純粋無垢になって、脳も心も澄み切っていきます。

音が気になって眠れない夜や、心がザワザワするときには、音やザワザワを消そうとしないで、そっと自分を無色透明にイメージして、周りの音と共に、ゆっくり過ごしてみましょう。

今日のととのい術は…… 04 (P.30)

POINT

身体を透明にすること

27

腕や脚を透明にして コリや疲労感を ぷかぷか浮かべる。

身体を無色透明にすると、心がこの上なく静かになるよ。

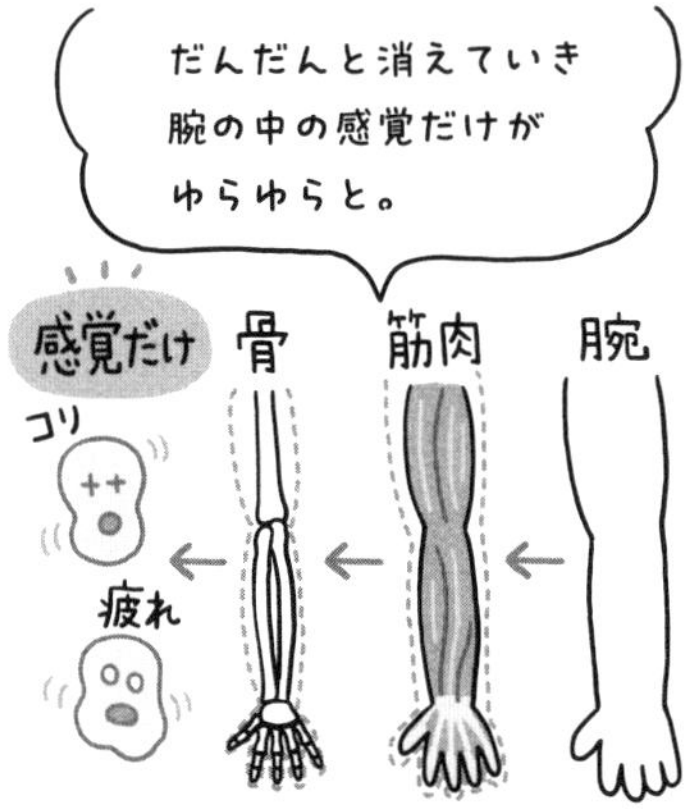
だんだんと消えていき
腕の中の感覚だけが
ゆらゆらと。
感覚だけ
骨
筋肉
腕
コリ
疲れ

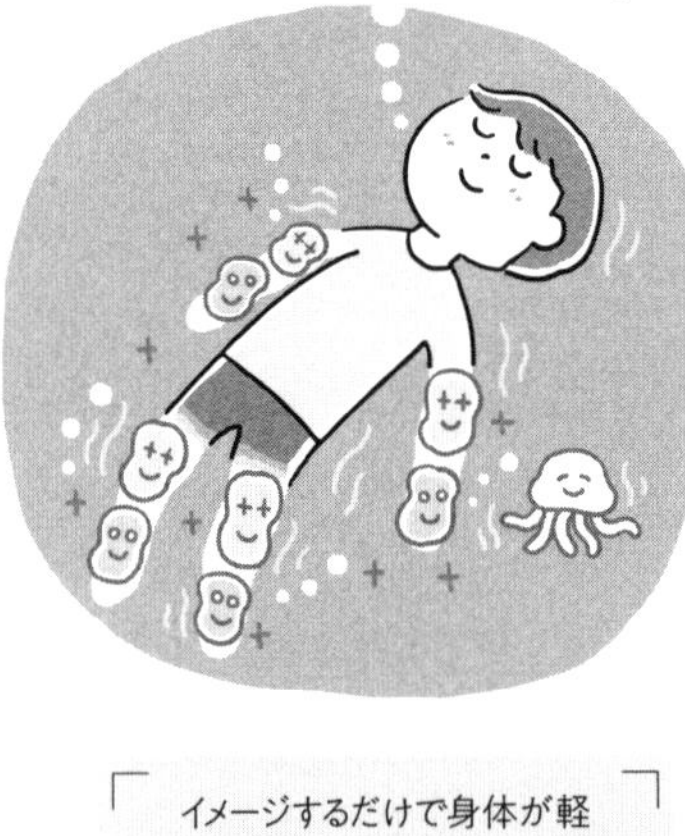

イメージするだけで身体が軽くなって、心がとっても落ち着くよ。

身体が無色透明になっていく方法を紹介しましたが、今度は部分的に透明化することで、心が澄み切るテクニックを紹介します。

まずは予備練習として、おしゃれな水族館などにある、美しくライトアップされた幻想的な水槽をイメージしましょう。外側のガラスがきれいに拭かれて透き通っていて、水槽の中の水も手入れが行き届き澄み切って、水中では神秘的なクラゲや美しい水草など、好みの生き物や水草が気持ちよさそうに自由に泳いだり、漂ったりしています。

優雅に浮かんだり、漂ったり、ファンタジックな空間で自由気ままに揺らぐ様子を、あと10呼吸分ほど、心の中に描いておきましょう。

それでは本編に移ります。

まずは両腕に意識を向けて、ゆっくり呼吸を繰り返しながら、**肩から先が姿形を失い、無色透明になるイメージを描きます。**腕の筋肉が輪郭を失い、重さを失い、骨が透き通って無色透明になり、存在感を完全に失い、でも**コリや疲れといった腕の中にある感覚だけが、元々腕があった澄み切った空間の中にのんびりと浮かんで、ゆらゆらと揺らいでいます。**

好きも嫌いも、心地良いも悪いもなく、その感覚だけが、自分の近くの空間でゆらめいていいます。

目も軽く閉じて、あと30秒から1分ほど、ゆったりとした呼吸を繰り返しながら、自分の腕があったあたりで、腕の中のコリや疲労感などの感覚だけがぷかぷかと気持ちよさそうに浮かんでいる様子を感じてみましょう。

腕や肩がほんの少し軽くなり、さまざまな感覚に対する大らかさが増してきて、そして不思議なことに、頭の中が静かになってきています。
心もこの上なく静まり返ってきます。

同じことを、**両腕↓両脚↓胴体↓頭部の順に実践**していきましょう。

姿勢をととのえて呼吸を楽に保ち、軽く目を閉じてから、その部位が輪郭、重さ、存在感を失い無色透明になって、澄み切った空間が広がり、その中にさまざまな感覚が漂っているのをイメージします。幻想的な水槽の中で揺らぐ生き物や水草を眺めるような気持ちで、のんびりとその様子を感じておきます。

やさしくやさしく見守ります。その存在を、漂いを、ただ許しておきます。
頭部まで行ったら、穏やかになった心や全身の状態を静かに感じてみてくださいね。

POINT

織細な五感

28

心の画素数を上げて今この瞬間の豊かさを味わおう。

心が退屈していたら、心の画素数を上げてみて！

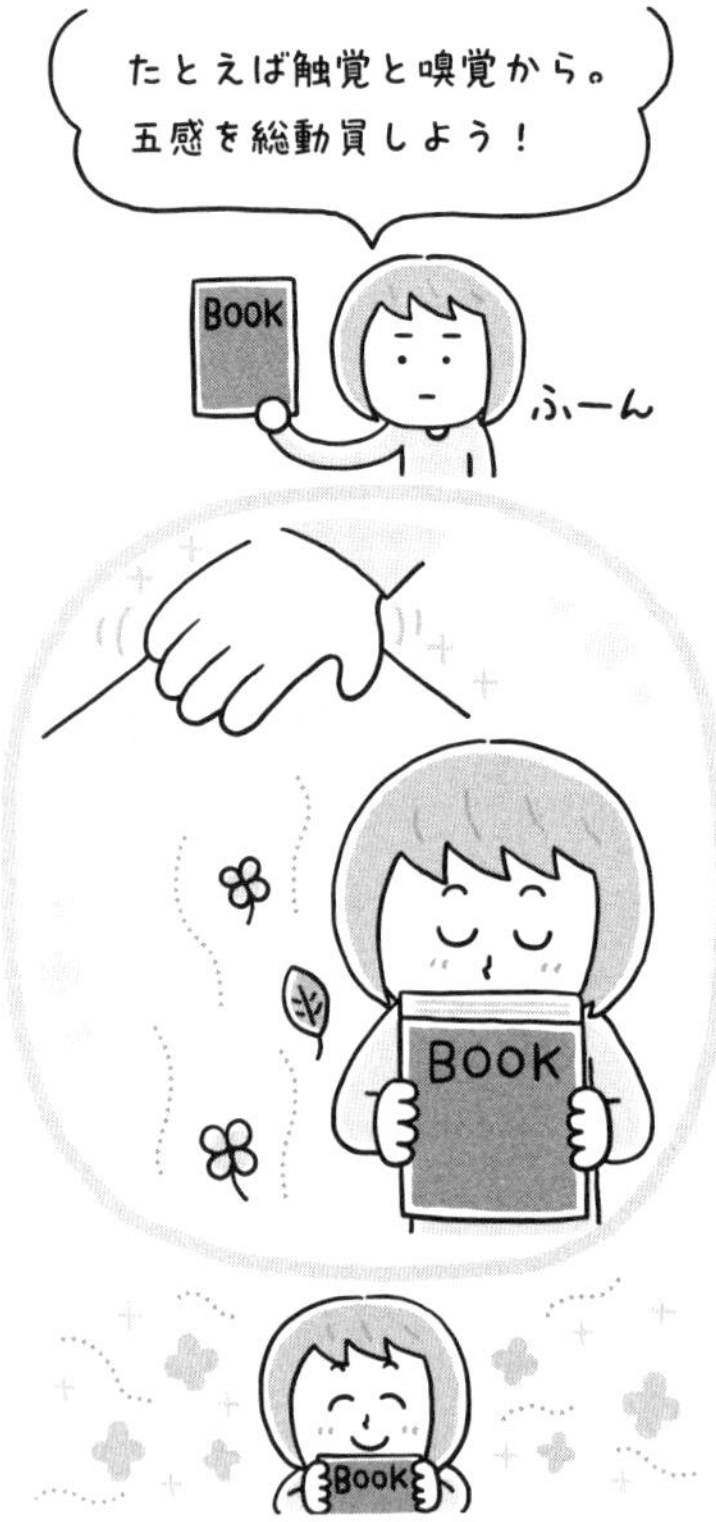
たとえば触覚と嗅覚から。
五感を総動員しよう！
BOOK
ふーん
BOOK
BOOK

見て、触れて、嗅いでみよう。丁寧に感じることが大切だよ。

意欲を失ってやる気が湧かないときは、**「心の画素数」を上げると、目の前にあるものの豊かさや美しさに気づくことができ**、心が潤いと活力を取り戻します。

まずは、この本の紙を、表面のわずかな凹凸《でこぼこ》が感じられるくらい丁寧に見てみましょう。ときおり目を閉じて、指先でその質感を味わうように軽くこすってみたり、紙の香りを嗅いでみたりして、**五感を総動員してこの本を感じてみます。**

次に本から目線を上げて周囲を眺め、同じように細かい部分まで何かを見つめてみたり、気になったものにそっと触れてみたり……。

この高い心の画素数を維持して仕事をしたり、音楽を聴いたり、呼吸をしたりするだけで、これまでとはまるで違う味わい深さで、今この瞬間を過ごすことができるようになるはずです。

POINT

スピード

29

いつもの1／10の速さで動くと心が穏やかになる。

非日常的なくらい超スローペースで動くとなぜかやさしくなれるよ。

超スローモーションで
笑ってみよう♪

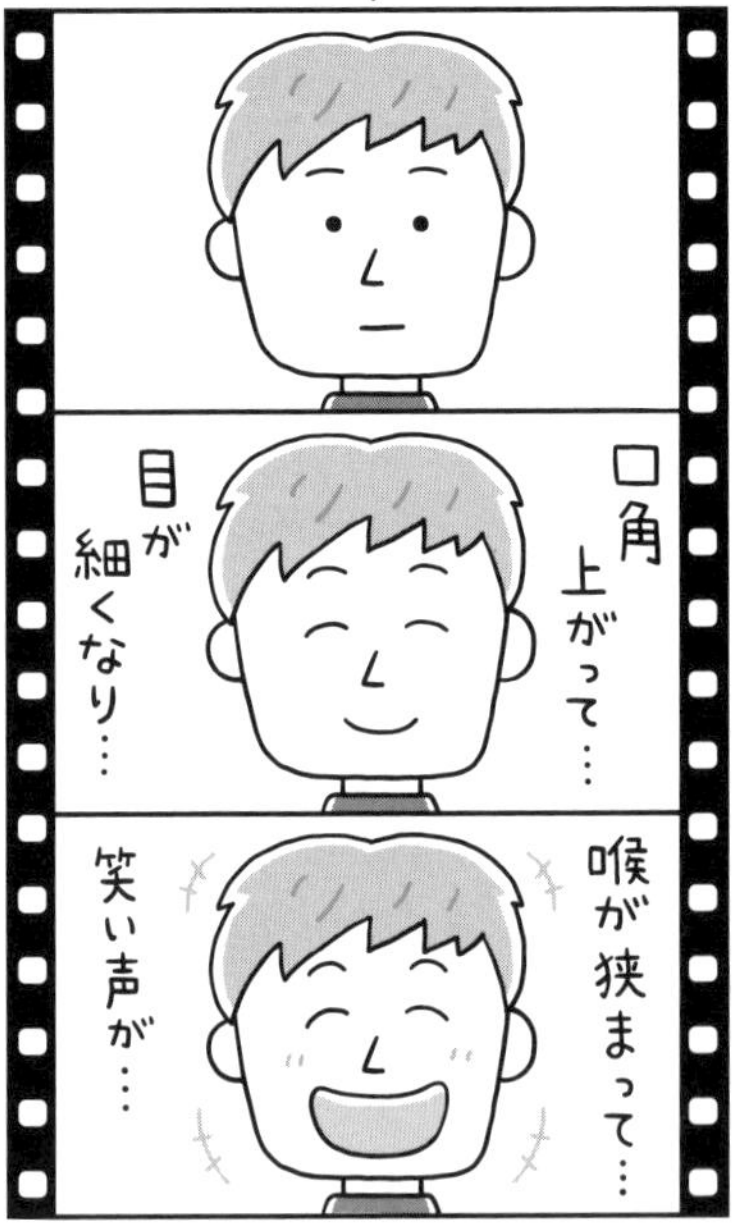

口角上がって…
目が細くなり…
喉が狭まって…
笑い声が…

自分の身体や感覚を丁寧に見つめてみると、いろんな気づきがあるよ。

普段、何気なく行っている動作を、1／10の超スローペースで行うと、心地良い集中が生まれて、心がとても穏やかになってきます。

さっそくですが、今から、いつもの1／10のスピードで笑ってみましょう。面白いこと、微笑ましいことに出会い、喜びや楽しさの衝動がお腹や胸に広がってきて、頬や口元の筋肉がゆっくりと収縮をはじめ、口角が上がり、目が細くなり、喉が狭まって笑い声が出てくる様子を、何度か繰り返しながら丁寧に感じていきます。不思議な集中が生まれて、心が和んできますよね。

笑いに限らず、万歳したり、歩いたり、振り返ったり、今できる範囲の動作を超スローモーションで行ってみると、**非日常的なスピードに集中が高まり、改めて自分の身体や感覚を丁寧に感じることができます。**さまざまな気づきが生まれて、多様なものへの愛着ややさしさも芽生えてきます。

今日のととのい術は……　30（P.122）

POINT

反復

30

歯ごたえや味に集中しながら噛み続けるとハッピーに！

よく噛んで、味わうことにただただ集中するだけ！

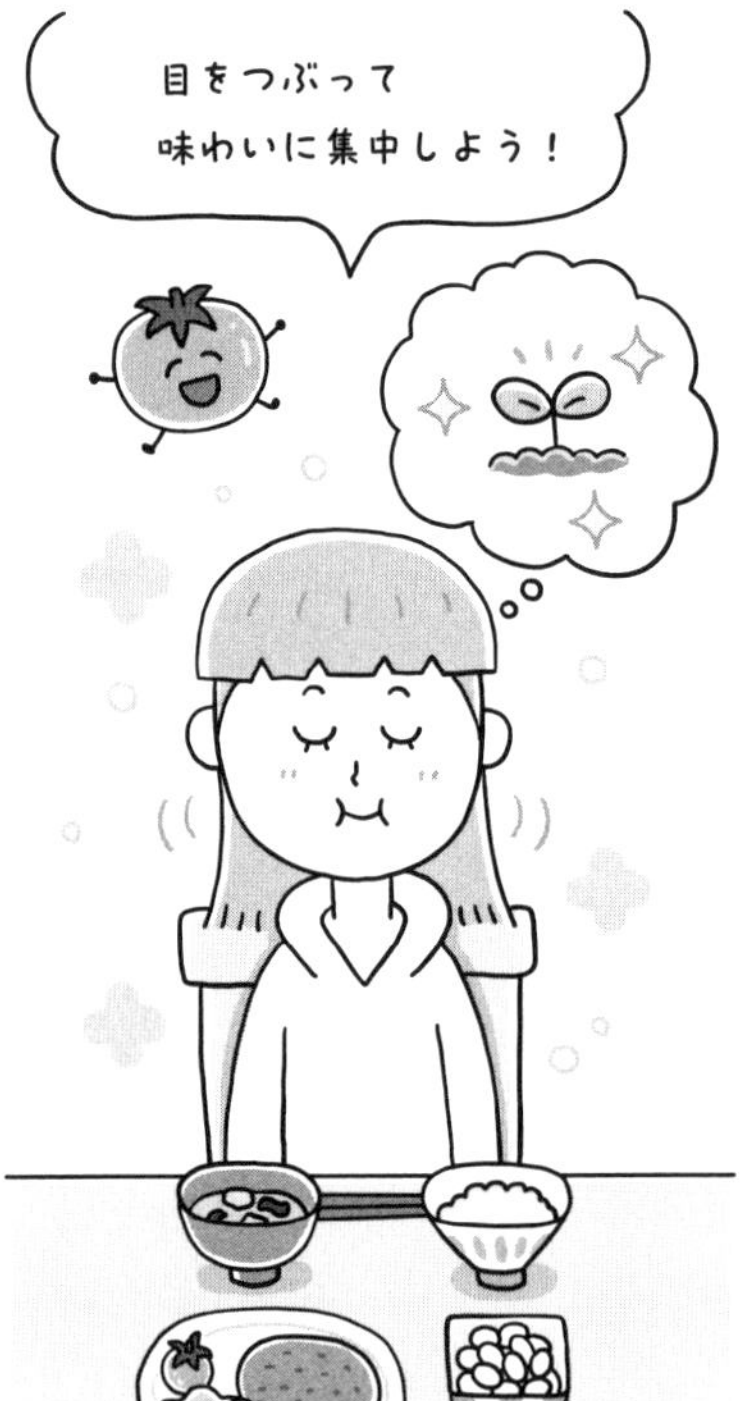

歯ごたえや味覚などを楽しみながらやることがポイント。

ヨガの中には、**シンプルな呼吸や動作を「反復」することによって、今この瞬間への集中を高め、心をストレスから断ち切り、さまざまなものへのやさしさを取り戻す**テクニックが多々あります。ここでは食事瞑想で行われている「噛む」動作にフォーカスして、その効果のほどを検証してみましょう。

お米や大豆、トマトなど、液状ではない植物性の食材を用意して、少量を口の中に入れたら、噛む前にまずは舌でその食感を味わいましょう。

次にゆっくりと噛み始めたら、**歯ごたえや滲み出てくる味を楽しみ、液状になるまで延々と噛み続けてみます。**

目を閉じて味覚に集中していると、50～100回ほど噛んだあたりから味に変化が起こり、不思議な幸福感に満たされてきます。

種から芽を出し、時間をかけて成長した植物が、今、口の中で噛み締められ、自分の一部になっていきます。愛着をもって、その味わいをご堪能ください。

column

そもそも瞑想って何だろう!?

本書の3章以降に、「瞑想」という言葉が登場しますが、そもそも「瞑想」って、一体何ものなのでしょうか。

瞑想とは「物事をありのまま捉えている精神状態」（またそこに至るための技法）のことで、この状態に至ることがヨガの目的だと定義されています。

ヨガをはじめとする東洋思想の多くは、「私たちの悩みや苦しみは、利己的な考え方からさまざまな物事に執着し、目の前の現実を否定することによって生じる」と教えています。

そういったストレスの大元を、「今この瞬間に集中すること」によって断ち切り、その後に「ありのまま感じる」という練習を行います。ヨガでは、この2つを反復練習することで、瞑想と呼ばれる精神状態に近づこうとしています。

第4章

「心」が落ち着くヨガの教え

POINT

やさしいあいさつ

31

「はろー○○さん」とあいさつするだけで、心がすーっと楽になる。

たまには立ち止まって、目の前の景色にあいさつをしよう。

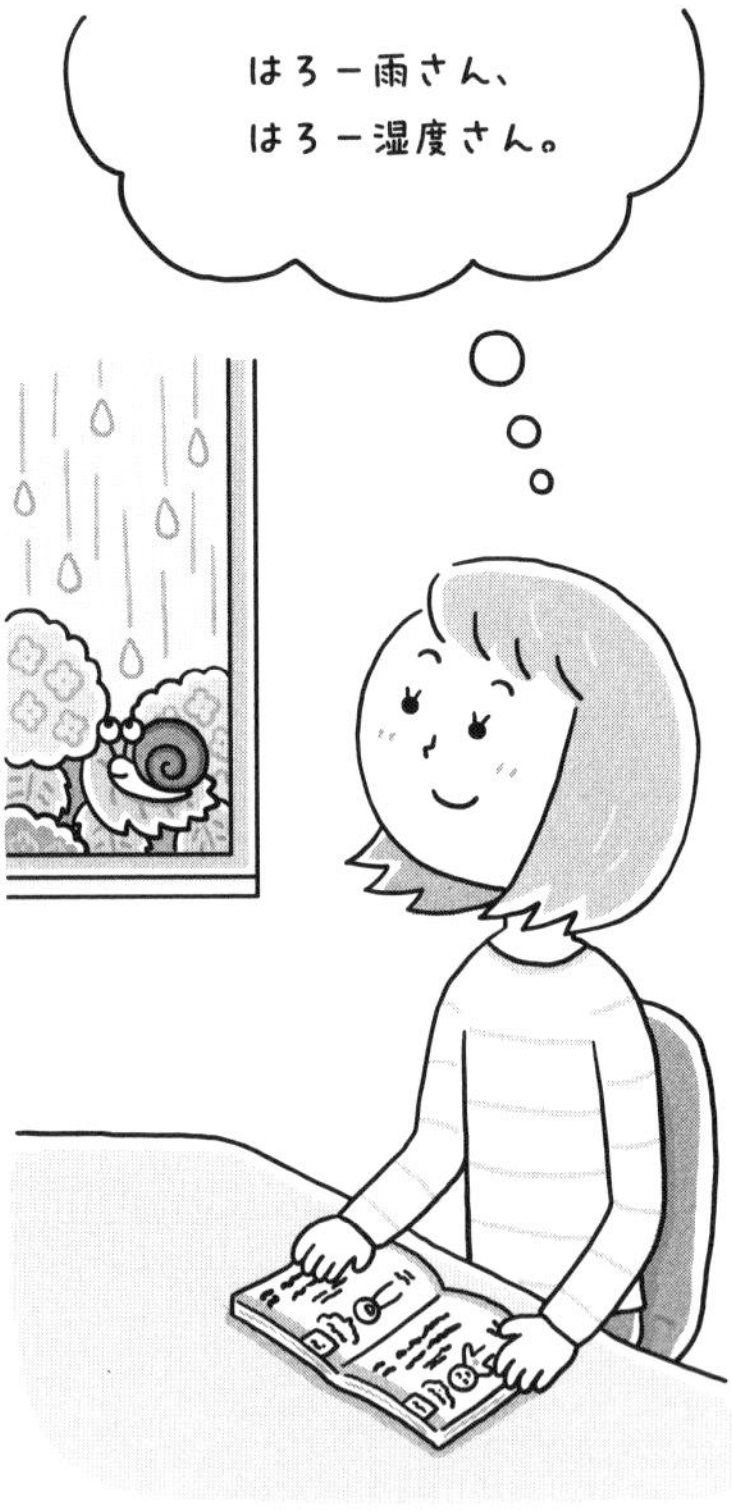

意識したもの一つひとつに対してあいさつをすると、やさしい気持ちになれるよ。

近ごろ、心をなくしていませんか？　日々を忙しく過ごしていると、目の前にいる人や、今起こっている出来事に丁寧に向き合うことが難しくなります。いろいろなことが目まぐるしく起こるので、やるべきことを終わらせることばかりに意識が向かったり、機械のように淡々とメールを書いたり電話をかけたり、心を込めて何かに取り組むことができなくなります。その状態が続くと、「忙」の文字通り、人としての「心」を「亡」くしてしまうのです。

そんなとき、今この瞬間と丁寧に向き合う心を取り戻す方法があります。

ヨガの親戚である、仏教瞑想の「ラベリング」という手法を元に、誰にでも簡単にできるようアレンジを加えたもので、自分が意識しているものに対して「はろー○○さん」とあいさつをしていくだけの、とてもシンプルなメソッドです。

たとえば、この本を読んでいるときに突然、雨が降り始めたとします。雨が気になって意識が向いたら「はろー雨さん」とあいさつをする、という感じです。
その直後、雨のせいで中止になってしまう大切なイベントのことが脳裏をよぎったら「はろーイベントさん」。イベントが中止されることに対して、ふつふつと怒りが湧き起こってきた自分に気づいたら「はろー怒りさん」。怒りのせいで、息を押し殺してしまっていることに気づいたら「はろー呼吸さん」というように、自分の注意が向かったこと、意識していることを自覚しては「はろー」とあいさつをして回ります。

心の中であいさつをし続けるだけなのに、あらゆる出来事や状況、心境や感情を客観的に捉えやすくなり、思考の連鎖が起きにくくなり、やさしい心が育まれていきます。

それでは実際にやってみましょう。まずは深呼吸を5回ほど繰り返し、自分の注意がどこに向かうかを丁寧に感じます。素直に呼吸を感じていれば「はろー呼吸さん」「はろー呼吸さん」と何度もあいさつを続けます。呼吸を繰り返すうちに、呼吸と共に膨らむお腹に意識が向かったら、「はろーお腹さん」または「はろー膨らみさん」という感じで、リアルタイムで意識している対象にあいさつをします。

「やぁやぁみんな、元気にしてるかい？」と言わんばかりに、心の中でほんわか癒やし系の笑みを浮かべながら、丁寧に心を込めてあいさつをして回りましょう。

呼吸を続けるうちに、突然夕食のことが気になったら「はろー思考さん」または「はろー夕食さん」といった感じで、間違っても「雑念」などと邪魔者扱いせず、丁寧に歓迎のあいさつをしてからまた呼吸に意識を戻します。

「はろー〇〇さん」と飽きもせずに続けていると、どんどんやさしい気持ちになっていき、過去や未来にあるストレスフルな対象に意識が向かいにくくなり、忙しさで固まっていた心がどんどん楽になっていきます。

POINT

現実を受け止める

32

ありのままの現実を受け止める「言葉」が見つかるとなぜか気持ちが落ち着いてくる。

今起きている現実を、まずは丁寧に受け止めてあげて。

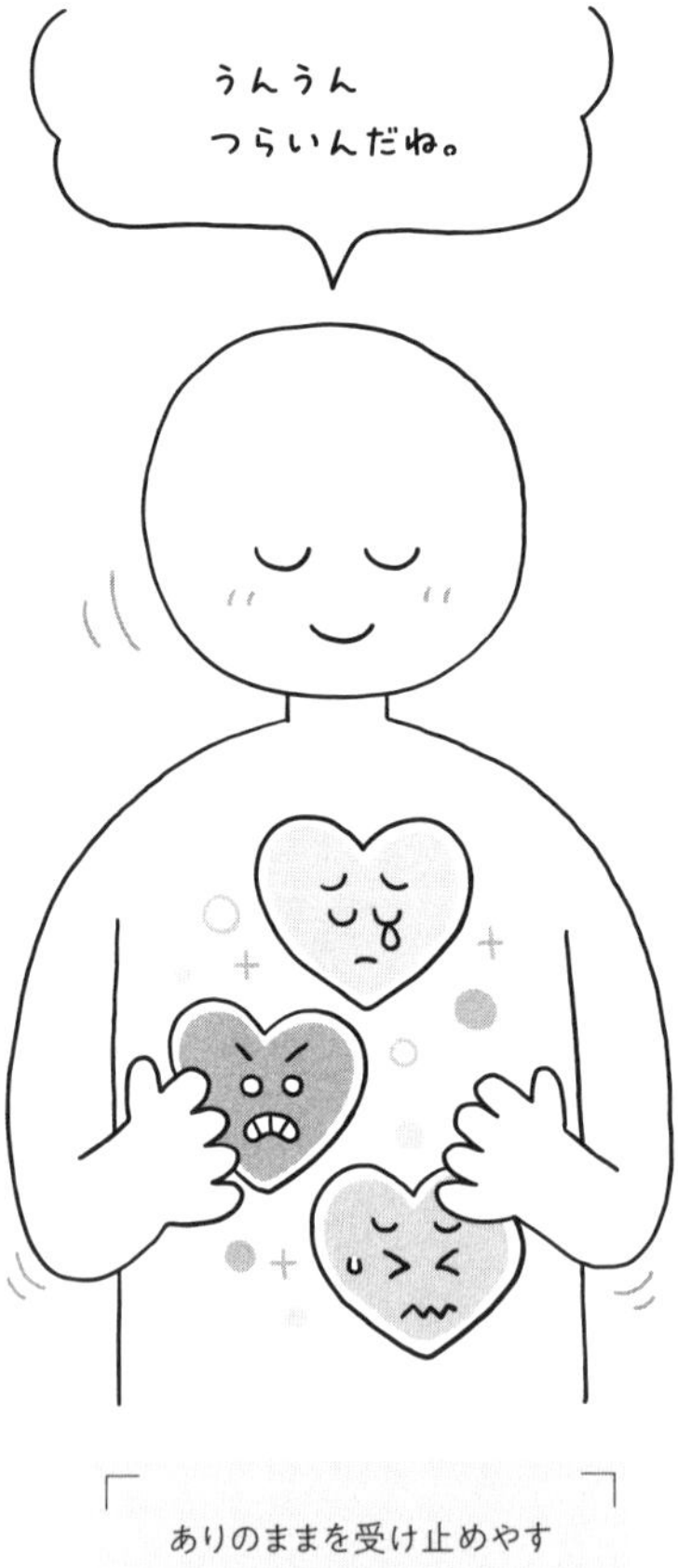

ありのままを受け止めやすくする言葉を見つけよう。

「止まない雨はない」「明けない夜はない」。

どこの国にも古くから、同じような考え方が存在し、誰もが耳にしたことがある言葉だと思いますが、こんな表現はあまり聞いたことがないかもしれません。

「ずっと晴れが続くことなどない」「必ず夜は訪れる」。

ともすれば、テンションがぐーんと下がってしまいそうな言葉ですが、生きていると必ず苦しい出来事に直面し、その苦しさから逃れたいと思うのもこれまた人の常です。

ヨガをはじめとする東洋思想では、そんな現実を受けて、**「苦しいから、そこから逃れたいと思う」のではなくて、「逃れたいと思うから、苦しくなる」**のですと続けます。雨が降って嫌な日もあれば、全然気にならない日もありますし、嫌味を言われてムッとする日もあれば、大きな気持ちで許せる日もありますよね？

目の前の出来事に対して「逃れたい」「嫌だ」「許せない」「なんで？」と否定

するから心がつらくなるのであって「そうだね」「いいよ」「仕方ないね」「分かるよ」と**受け入れることができれば、そもそもストレスも苦しみも生じないし、もっと言えば、幸せに毎日を過ごすことができる**と、ヨガでは教えているのです。

そもそもヨガは、このようなすべてを肯定するメンタルを育むために、ぐにゃぐにゃとポーズを使って、身体からととのえようとするメソッドなのですが、ポーズをとらなくても、簡単に現実をやさしく受け止められる方法があります。それは、目の前で起きている出来事を、肯定しやすくする言葉を見つけることです。

たとえば、雨が降ったら、「そうだね」「仕方ないね」という言葉で寄り添います。一度は寄り添ってはみたものの、もし心の奥で、残念がる自分がいたら、「残念だったね」「その気持ち分かるよ」という言葉で自分に寄り添います。

また別の場面で、嫌味を言われた直後に怒りのスイッチが入りカチンときたとしたら、まずはカチンと来ている自分の心に対して「腹が立ってるんだね」「無理ないね」「うんうん」と、自分の心に丁寧に寄り添ってあげる言葉をかけましょう。

そして、もし気持ちが落ち着いてきたら、嫌味を言ってきた人の気持ちに対しても「そんな気分だったんだね」「そうなんだね」と寄り添います。

少し先の未来なら、幾分は変えることができるかもしれないけれど、今この瞬間、**リアルタイムですでに起きてしまっている現実は、どうあがいてもくつがえすことはできません。ですから、一度その事実を受け止めて落ち着き、少し先の未来に向けて、今できることを尽くすほうが得策**なのです。

良いとか悪いとか、正しいとか間違いとかをジャッジするのを一度抜きにして、やさしく現実を受け止め、寄り添いの言葉を見つけてあげることができると、心がちょっぴり楽になりやさしくなり、今この瞬間の居心地が良くなってきます。

今日のととのい術は……　11　(P.54)

POINT

感覚への共感

33

つらい身体の部位にねぎらいの言葉をかけてあげよう。

身体の声に耳を傾けて、
あらゆる「感覚」を素直に受け止めよう。

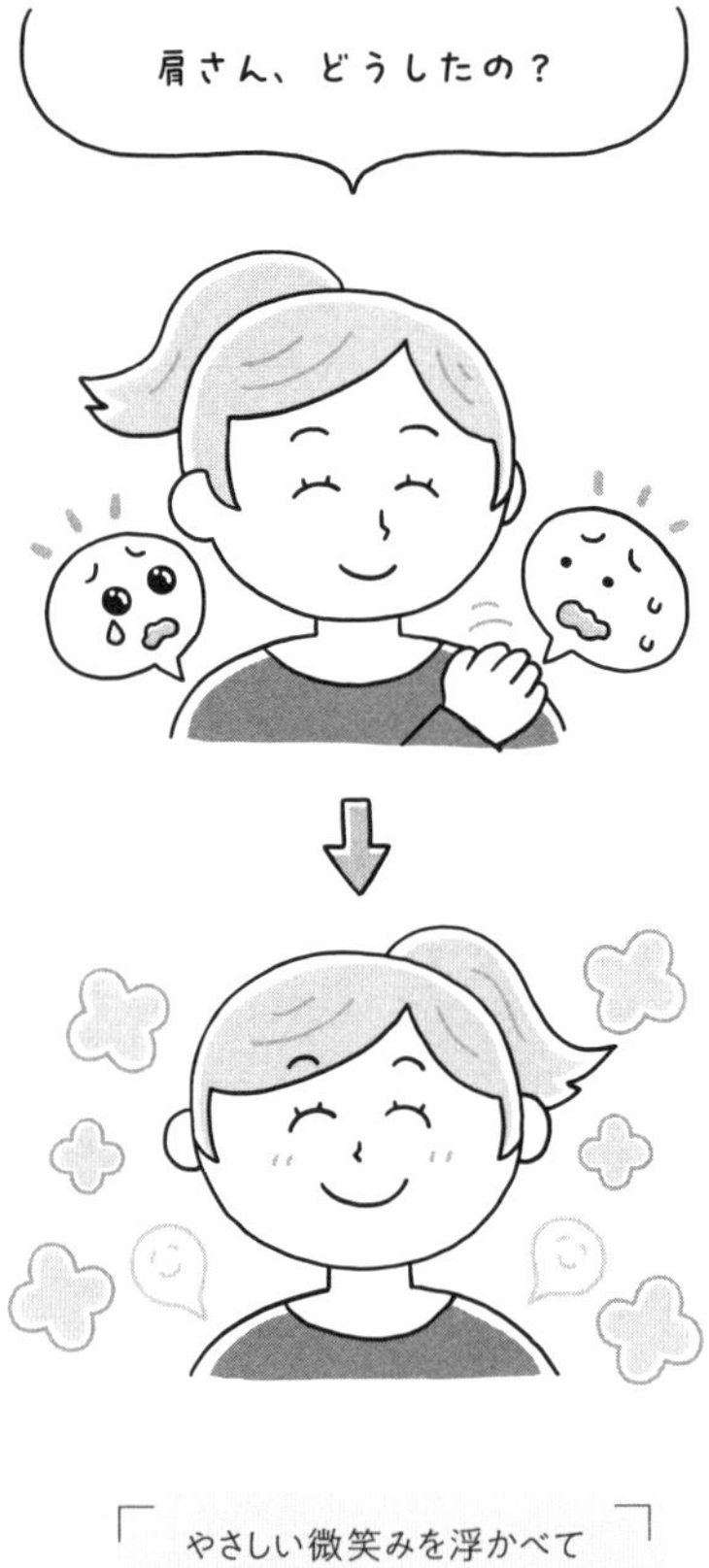

やさしい微笑みを浮かべて身体の声を聞くイメージだよ。

今、これをお読みのあなたの肩が凝っているとしたら、肩が凝っていることでつらい思いをしているのは一体誰ですか？

不思議な質問かもしれませんが、多くの方は「私の肩が凝っているわけだから、当然つらいのは私自身です」と答えると思います。

ヨガ的な観点でいうと「だからつらいのよ」ということになります（笑）。補足すると、「私の肩が凝っている」と思っているから「私がつらくなるのです」ということになります。

というのは、本当につらくて悲鳴を上げているのは「あなた」ではなく、肩の筋肉や周辺の血管のほうだと言えるかもしれません。**身体の声が脳に伝わって、「私は肩が凝っている」という認識が脳の中で生まれているだけ**だからです。

同じように、脳に栄養補給を求めているのは全身の細胞、腰痛で悲鳴を上げているのは腰の椎間板《ついかんばん》や筋肉や神経、本当に疲れて休みたがっているのは運動し過ぎた筋肉、眠気を感じているのは酸欠になっている脳細胞のほうなのです。

もし、みなさんの目の前に、腹ぺこで弱りきって、ふらふらと倒れてしまいそうな子猫や子犬がいるのを見かけたら、何を思うでしょう。「どうしたの?」「大丈夫?」「お腹がすいたの?」「つらいよね、大変だね」と寄り添ってあげるのではないでしょうか。

この感覚で自分の肩の筋肉さんの凝り、腰さんの痛み、身体さんや脳さんの疲労を労《いたわ》ってあげることができれば、不思議なことに、凝りや痛みは軽減し、場合によっては完全に消えてしまうことさえ少なくありません。

逆に、この身体さんからの声を無視してしまうと、悲しくなった身体さんは、それまで以上に大きな声を出してアピールしてくるでしょうし、聞いて欲しくて強く訴えかけてくることでしょう。

肩でも腰でも頭でも、まずはそっとその声に耳を傾けてあげましょう。軽く背すじを伸ばして、のんびりと呼吸を行い、肩や腰に手を当てながら「肩さん腰さん、どうしたの？　大丈夫？　つらかったの？」と親身に寄り添ってあげましょう。できれば「そうなんだね、そうだったんだね、うんうん、大変だったね、お疲れ様だったね」と寄り添いの言葉でもって受け止めてあげましょう。

つらさや痛みや疲れを、追い出すためでも、消し去るためでもなく、本当に親身になって寄り添えたとき、身体の声は嘘のように小さくなり、やがては消えていくことでしょう。

「聞いて欲しかっただけなの〜、気づいて欲しかっただけなの〜」って。

POINT

感情への共感

34

すべての「感情」に名前をつけて受け入れると自然とどこかに去っていく。

自分の中にある、あらゆる「感情」を認めてあげてね。

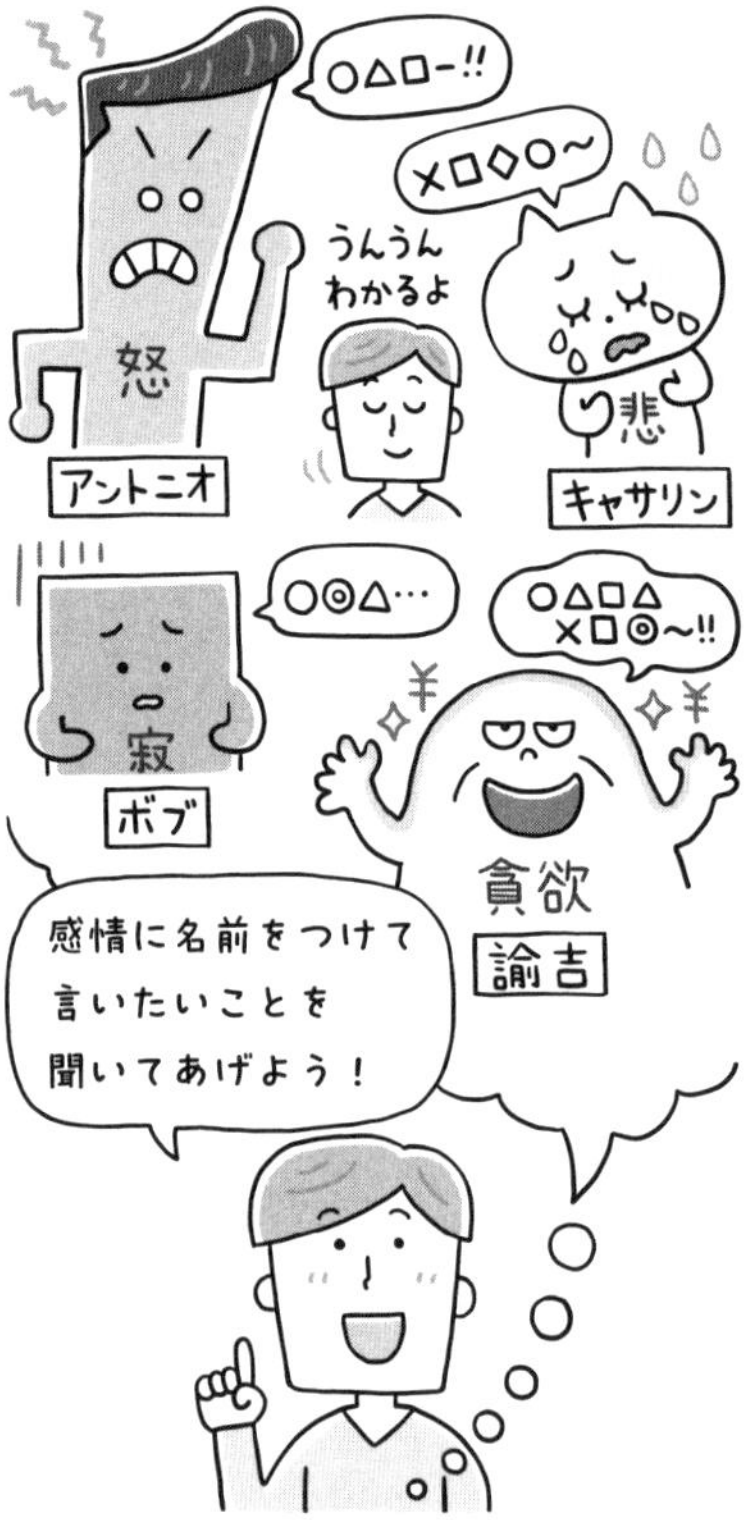
○△□ー!!
×□◇○〜
うんうん わかるよ
怒
アントニオ
悲
キャサリン
○◎△…
○△□△ ×□◎〜!!
寂
ボブ
貪欲
諭吉
感情に名前をつけて言いたいことを聞いてあげよう！

どんなネーミングでもOK!
愛着の湧く名前をつけよう。

多くの方は、ポジティブな自分が大好きです。前向きで、常に気分が良い状態でいられることを好み、怒りや悲しみ、不安、憂うつ、寂しさ、空虚感、劣等感など、いわゆるネガティブに属する感情を忌み嫌います。

ネガティブな感情を抱えているとつらく苦しくなるので、当然のことと思いますが、ヨガでは「ネガティブな感情を抱えているから苦しくなる」のではなくて、「ネガティブな感情を嫌うから苦しくなる」という考え方をします。

実際、**ネガティブな感情をしっかり受け止めてあげ、丁寧に寄り添ってあげることができると、どんどん心が楽になり、最後は消えてなくなってしまう**のです。

たとえば、つらいことがあって友達に連絡したときに、気持ちをしっかり受け止めてもらう前に「何をくよくよしてるんだよ」「こう考えたら悩まずに済むから」「ほら前を向いて進もうよ」なんて言われたら、うーんそうじゃないんだよなって感じませんか？　まずは気持ちを受け止めて欲しいのだと思います。

あらゆる感情には意味があり、必要があって生じてきているわけですから、まずはそれを丁寧に聞いてあげることが大切なのです。

できれば姿勢をちょっぴりととのえて、呼吸もゆったりととのえましょう。胸に手を当ててから「心さん心さん、今、怒りたいんだね。そうなんだね。分かるよ、私にだけは分かるよ」という感じで、肯定する言葉を心の中でつぶやきながら、その感情を受け止めて、寄り添ってあげましょう。

コントロールしようとしたり、抑え込もうとしたり、消し去ることを目的としたりせず、純粋に自分の気持ちに寄り添ってあげましょう。

嫌じゃなければ、感情に名前を付けてあげてもいいかもしれません。

たとえば、怒りはアントニオ、悲しみはキャサリン、寂しさはボブ、貪欲な気持ちは諭吉など、自分の感情に愛着が湧く名前をつけて、怒りが湧いてきたら「アントニオ、きみだね、こういう場面ではきみだよね。登場したかったんだね。うんうん。分かるよ、僕にだけは分かるよ。言いたいことがあるんだね。落ち着かなくていいよ。僕が聞いてあげる」。

大事なのは、良いとか悪いとか、正しいとか間違っているとかじゃなく、ありのままの気持ちに寄り添ってあげること。今この瞬間リアルタイムで起きている現実と戦っても、勝てるわけないですから、今この内側で起きていることを、まずはそのまんま受け入れてあげましょう。

そしてこれまた不思議なことに、丁寧に寄り添ってあげていると、結果として、アントニオは去っていくのです。しっかり気持ちを受け止めてあげることができれば、どれだけ引き留めたとしてもアントニオは去っていくのです。

今日のととのい術は…… 24 (P.102)

POINT

真意に気づくこと

35

「本当に欲しいものは何ですか？」自分に問いかけ続けると、なぜか心があたたかくなる。

気長にのんびりと、自分の心と向き合うとやさしくなれるよ。

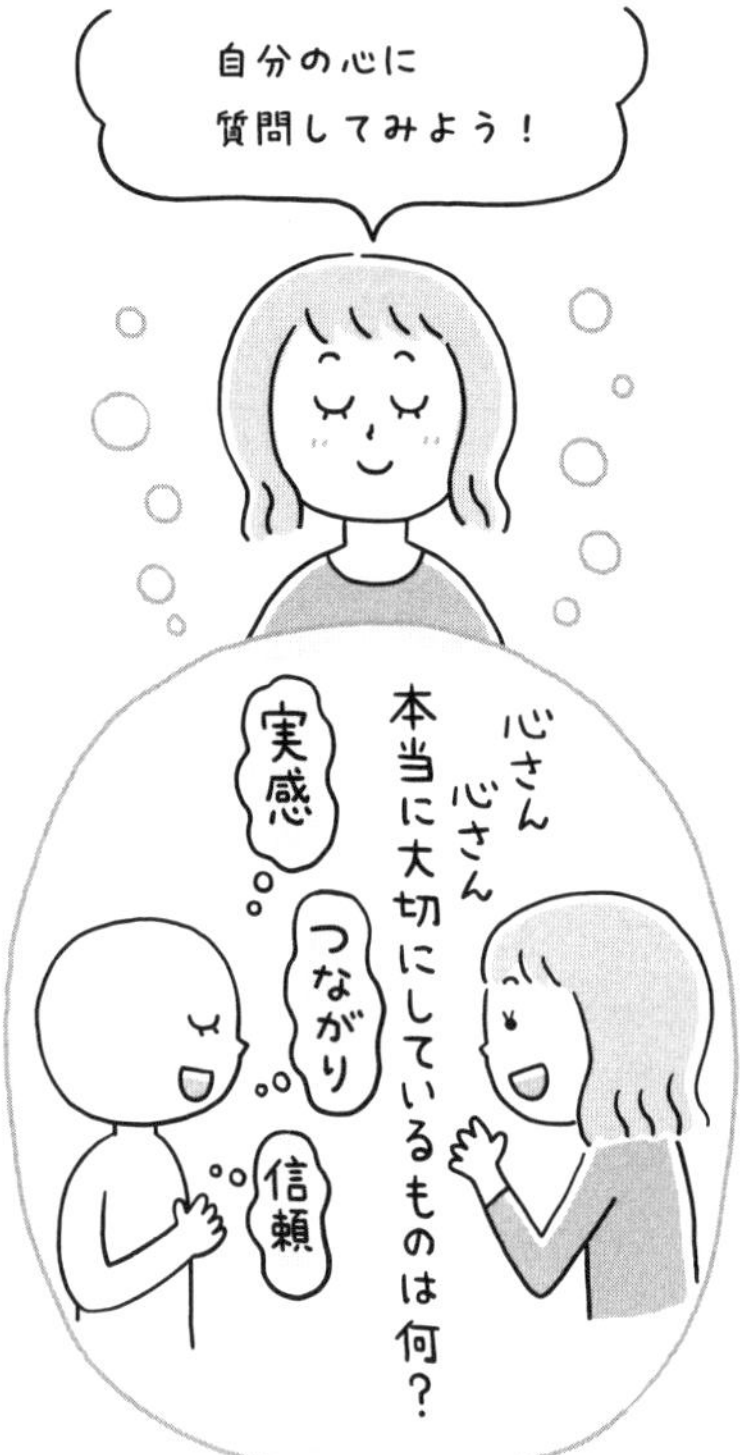
自分の心に質問してみよう！
心さん 心さん 本当に大切にしているものは何？
実感
つながり
信頼

心の深い部分の声に耳を傾けてあげると、自然と心が癒やされていくよ。

自分の心に寄り添えば、ネガティブな感情は自然に消えていくはずなのですが、実際には、寄り添いきれず、感情をコントロールしようとして格闘してしまうことも少なくありません。寄り添う前に、どうしても相手の言動に意識が向かい、許せないという気持ちが湧いたり、怒りを爆発させてしまって自己嫌悪になり、自分を非難する気持ちが強くなってしまったり……。

そんなときは、**少し気持ちが楽になってきてからでいいので、「自分が本当に欲しいもの」に目を向けましょう。**そこに気づけると、次に同じようなことが起こったときに寄り添う力がアップしていることがあります。

「自分が本当に欲しいもの」というのは、たとえば大切な人との強いつながりだったり、周囲から必要とされている実感だったり、生きていていいんだという確信だったり、今を生きているという確かな実感だったり……。

誰もが心の奥の方に「大切にしているもの」を持って生きていて、それを大切にしているからこそ、それが手に入らないときに怒ったり、失ってしまうかもしれない未来を恐れたり、失ってしまった現実に悲しんだり絶望するのだと思います。

そして「本当に大切にしているもの」に気づかないまま、それを失うような言動をしてしまうという、ちぐはぐなことをやらかしてしまうのだと思います。

本当はその人とのつながりを実感したいのに、それを確かめたいがために、その人が嫌がることをあえてして嫌がられてしまったり、本当はその子の幸せを心から願っているのに、自分の言うことを聞かないことに腹が立って叱り過ぎてしまい、結果として嫌な気持ちを植え付けてしまっていたり……。

だからこそ、気持ちが少し楽になってきてからでいいので、軽く背すじを伸ばし、ゆったりと呼吸を繰り返しながら、自分の心に問いかけてあげましょう。

「心さん心さん、あなたは何に対して怒っているの？　何が欲しくて、何が手に入らなくて怒っているの？　欲しかったもの、手に入れたかったもの、失ってしまったもの、本当に大切にしているものは何？」

「やさしい言葉が欲しかった」「自分を大切にして欲しかった」「評価して欲しかった」など、いろいろなものが浮かび上がってくると思います。

そしたら今度は、さらにそのことについて問いかけてみるとよいでしょう。

「心さん心さん、やさしい言葉をもらうことで、本当に得たかったものは何だったのかな？　安心感？　肯定してもらっている実感？　つながり？　信頼？」。

必ずしも、一番大切にしているものを見つける必要はありません。自分自身の心と向き合うこと、寄り添うこと自体が大切です。気長にのんびりと向き合ってあげていると、結果として勝手にやさしい気持ちになっていき、自分の内側にいる居心地が良くなってきて、心がほっこり満たされてきます。

今日のととのい術は……　02（P.22）

POINT

気づくこと

36

今、自分が存在している
ということに
ただ気づいてあげよう。

確かにここにいるということ、
それだけでいいんだよ。

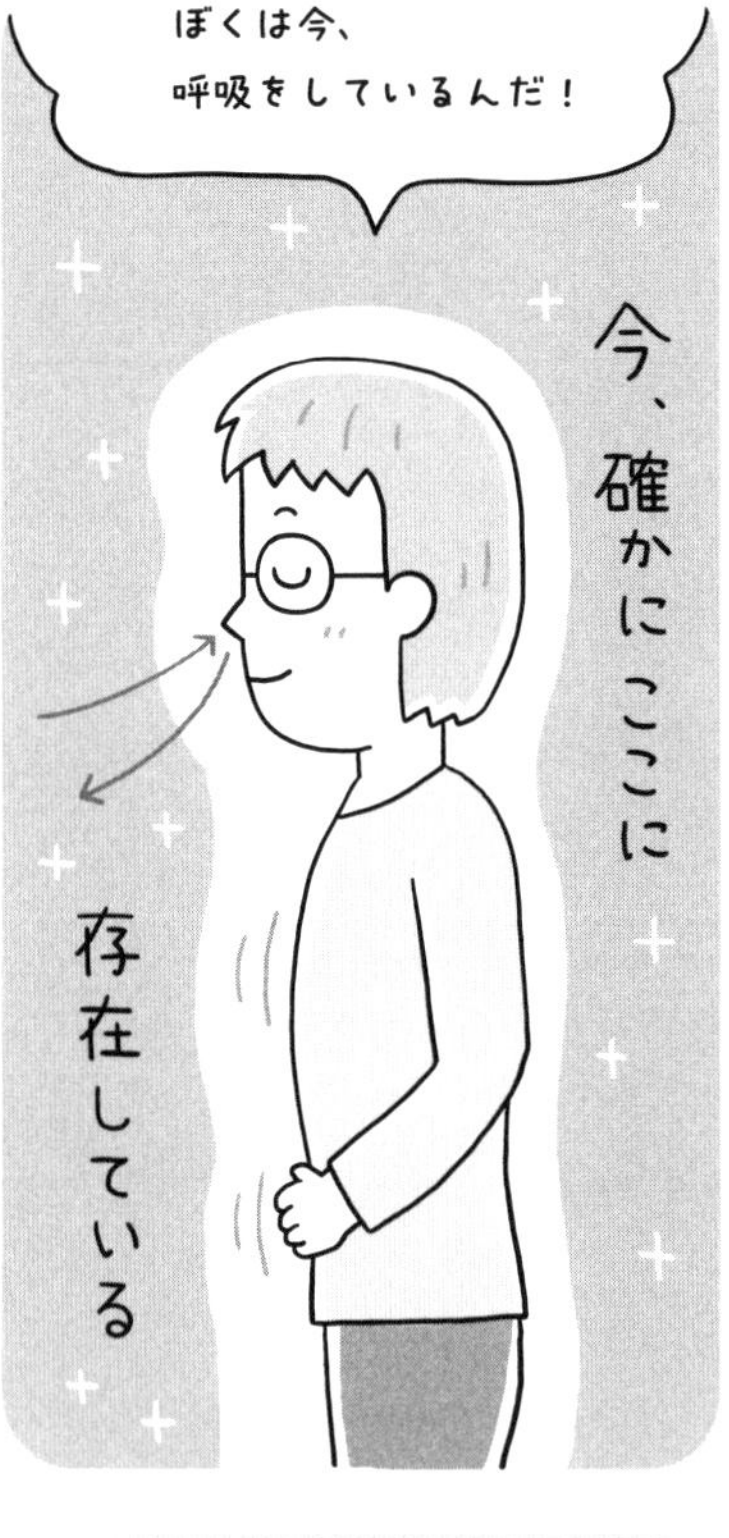
ぼくは今、
呼吸をしているんだ！
今、確かにここに
存在している

「ゆっくりと呼吸するとお腹が膨らんだり萎《しぼ》んだりするのが分かるよ。」

内側にある感覚や感情などに気づき、やさしく「認める」方法を紹介してきましたが、いくら頭で理解しても、心の奥では拒絶しているということもあるかもしれません。そんなときは、それらを「受け入れる」ことを一度諦めて、その手前の「気づき」をゴールにしてみると、心がすぅーっと楽になることがあります。

「認める」という言葉は、「受け入れる」という意味の他に、「存在を知覚する」「気づく」という意味をもっています。物事に評価を与えるほんの少し前の「その存在に気づく瞬間」も表している言葉なのです。

実は**私たちの心も、受け入れられたいと欲する前に、自分が今ここに存在していることに「気づいてもらいたい」という想いをもっていて、まずはその最低限の想いを満たしてあげることが大切**なのです。

弟や妹が生まれたことをきっかけに、上の子が赤ちゃん返りをして親の注意を引こうとしたり、面白くないことが分かっていながら、ついつい親父ギャグを連発してみたり、嫌われることを承知で不良行為をしてみたり……。

私たちの心は、たとえ拒絶されたとしても、自分が存在していることを認めてもらいたいという想いを持っていて、その想いを他でもない、自分自身がまず満たしてあげることが大切なのです。

私は今、確かにここに存在している。

どんな状態の自分であったとしても、その存在に、ほんの一瞬でいいから自分自身が気づいてあげるだけで、ほんの少し救われて、穏やかになってきます。

巻では、この「瞬間的な気づき」のことをマインドフルネスと呼び、そのルーツであるヨガや禅、仏教瞑想の一つであるヴィパッサナー瞑想の、最も大切なエッセンスであると考えられています。

ということで、背筋を伸ばして呼吸を楽にしましょう。
そして今、**自分が呼吸をしていることに、ただ気づいてあげましょう。否定的な気持ちが混じっていてもよいので、自分の呼吸が今、確かに存在していることに、ただ気づいていてあげましょう。**膨らんだり、萎《しぼ》んだりするお腹や胸の感覚に、ただ気づいていてあげましょう。もし、呼吸以外の部位が気になったり、他のことを考えていたりしたら、ただそのことに気づいていてあげましょう。

どんな感覚が身体の内にあったとしても、
どんな感情が心の中にあったとしても、
どんな状態の自分であったとしても、
そんな自分がここにいるということに、
今ここに存在しているということに、ただ気づいていてあげましょう。

POINT

自分を大切に感じる心

37

大切な自分のために「私が、幸せでありますように」と心の中で願ってみよう。

自分を本気で慈《いつく》しんでみると何かが変わるよ。

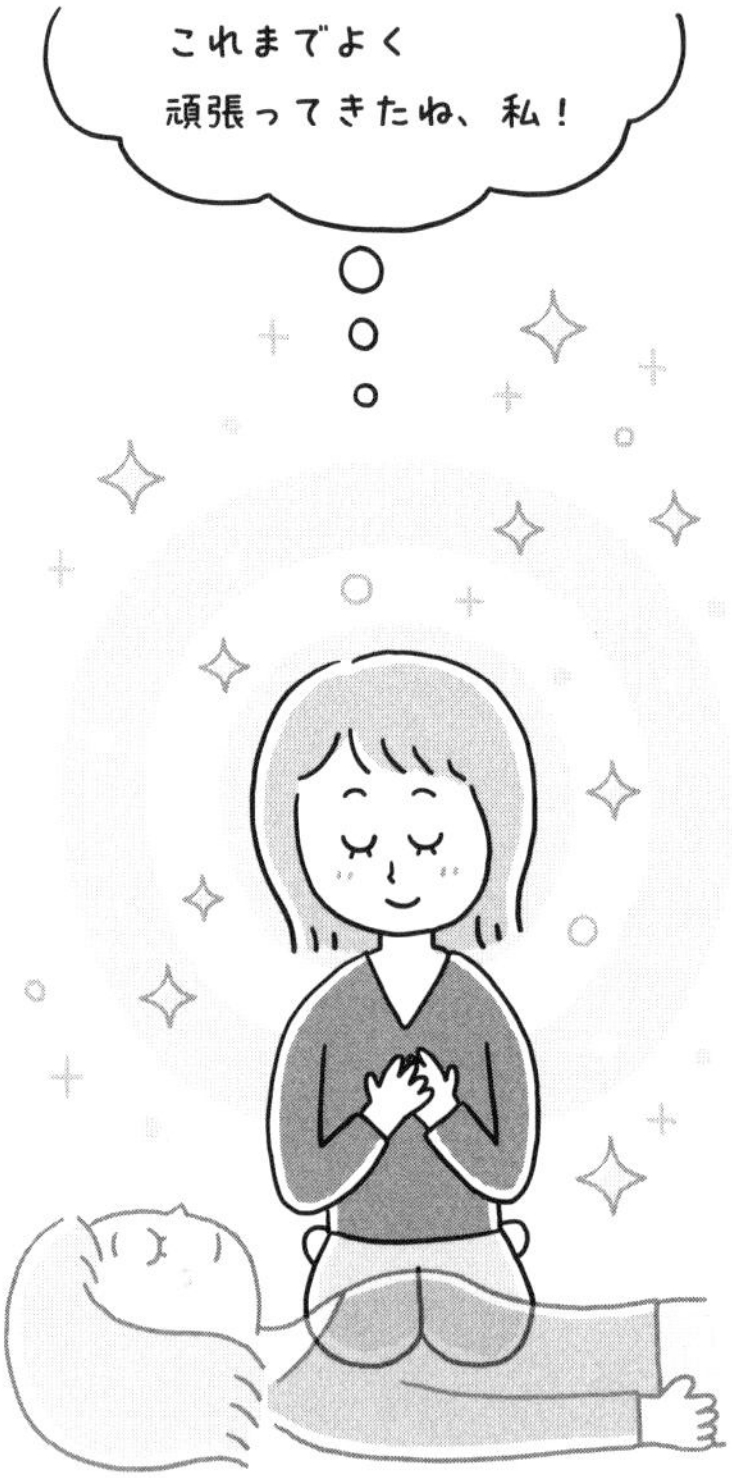

眠っている自分をイメージして何を思う？ 自分を大切に思う気持ちを育ててね。

ヨガの親戚、仏教瞑想の一つに「慈《いつく》しみの瞑想」というものがあります。慈しみというのは、相手のことを大切に思う心のことなのですが、ここでいう相手とは、自分自身を含む自分と関わっている人たち、そしてぐんと範囲を広げると、あらゆる生物を指しています。ヨガの教えを繰り返し学び、日々鍛錬を積み重ねていると、感覚面での実感が深まりますが、感情面での学びに結びつきにくいときがあり、それを補うために「慈しみの瞑想」がとても有効です。

ということで、その型をかなり崩し、ゆるーくアレンジしたものをご紹介したいと思います。まずは背筋を軽く伸ばして肩の力を抜き、のんびりと呼吸を5回ほど繰り返しましょう。そして、この本を読み続けても、目を閉じてでもいいので、目の前に自分自身が安らかに眠っているイメージを描きましょう。

今日現在の自分の姿形をした自分の分身、というよりも、自分自身が目の前に寝転び、すやすやと気持ちよさそうに眠っている様子をイメージします。そんな

今日のととのい術は……05（P.34）

自分に近づいて、どんな表情をしているのかそっと観察してみましょう。

安らかに、ゆったりと眠りに落ちている自分。その胸の奥、心の奥には、何を抱え込んでいるのでしょうか。どんな重荷を背負いながら、どんな気持ちを抱きながら、今日という日を過ごしているのでしょうか。今日という日に至るまでの歴史の中で、その目で何を見て、その心で何を感じ、どんな思いでそれぞれのシーンを過ごしてきたのでしょうか。

むき出しの心と共に過ごした幼少期。さまざまな喜びや悲しみ、苦しみを経験した思春期。そしてそれ以降の日々の中で、嬉しい日ばかりでなく、悲しい日ばかりでもなく、喜怒哀楽の中で、どんな希望を抱き、どんな歴史を刻んできたのでしょう。外面からは到底推し量ることができない、その膨大な経験、膨大な感情の歴史を背負い、今もなお何かを抱えながら生きている自分自身に対して、何て声をかけてあげたいですか？

いつか必ず訪れる最期の日が来る前に、何をしてあげたいですか？

何とか無事に迎えることができた、今日という日の、今というこの瞬間に、これも何かのご縁でしょうから、本気で自分の幸せを願ってみましょう。自分を構成するすべての細胞、心の隅々に至るまで、さらにその奥にもし魂があるならば、その奥にまで響くように、自分の幸せを願ってみましょう。

私が、幸せでありますように（心の中で復唱）。
私が抱えている悩みや苦しみが、なくなりますように（心の中で復唱）。
私が大切にしていること、願いごとが叶いますように（心の中で復唱）。
私のこの瞑想が、深まっていきますように（心の中で復唱）。

今日のととのい術は……　23　（P.98）

POINT

相手を大切に感じる心

38

周りの人のために、「その人が、幸せでありますように」と心の中で願ってみよう。

相手のことを慈しむと、自分も幸せになれるよ。

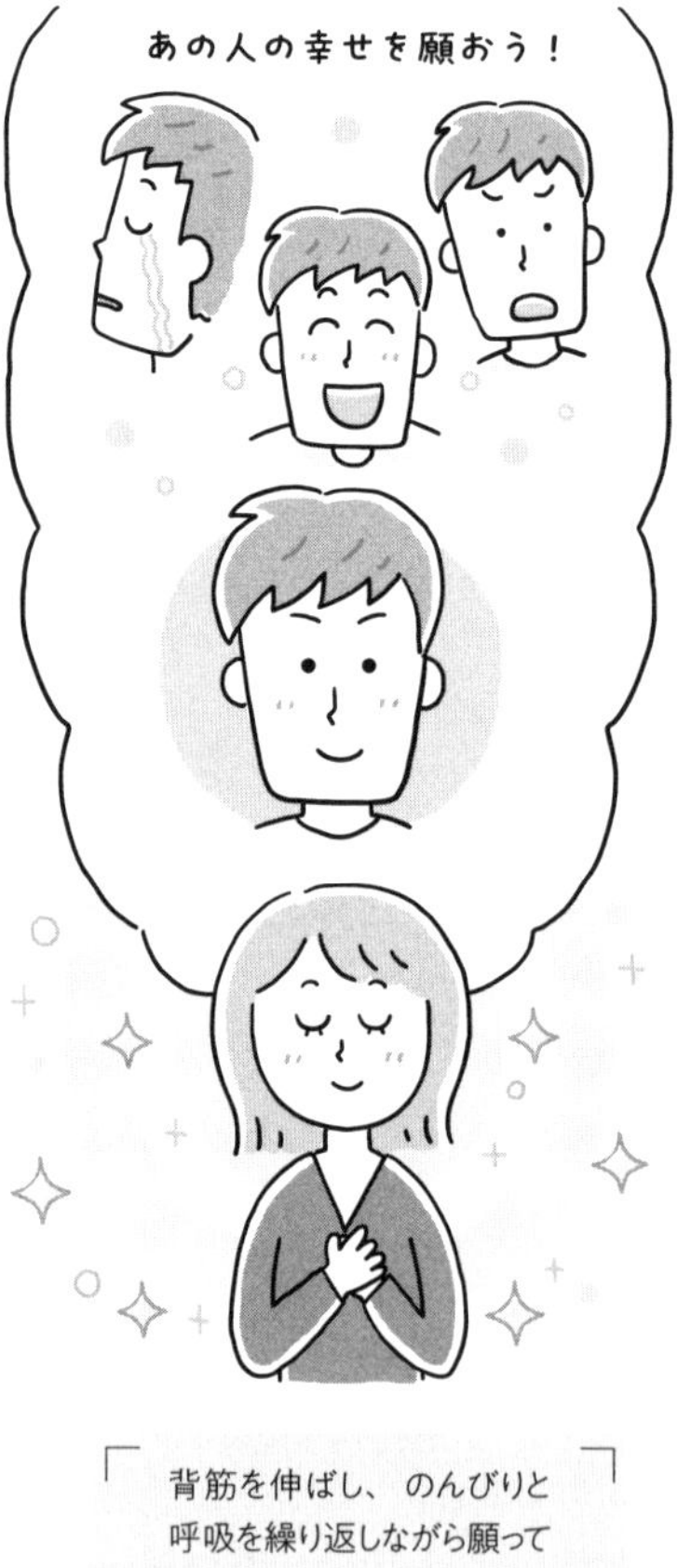

背筋を伸ばし、のんびりと呼吸を繰り返しながら願ってみよう。

「慈しみの瞑想」（P.150）は、自分の幸せを願うパートと、自分以外の人の幸せを願うパートをセットにして、交互に実践するといいと伝えられています。

5章で詳しく触れますが、**自分のことを大切に感じる心と、相手のことを大切に感じる心とのバランスが、自分自身の幸せにとって極めて大切**だからです。

まずは、一番大切だと感じる人を一人選び、その人の外見をぼんやりとイメージしてみましょう。この瞑想が初めてではない方は、少し苦手だと感じる方を選んでも構いません。

背筋を伸ばし、のんびりと呼吸を繰り返しながら、その人の姿勢や体形、雰囲気など、外見をぼんやりと思い出してみます。その人の表情、共に過ごした喜怒哀楽の場面、そのときの目や表情は思い出せますか？　思い出せる範囲でいいので、その人と関わったさまざまな場面やその時々の表情を思い出します。

その人は、これまでその目で、何を見てきたのでしょうか。
その人は、これまでその心で、何を感じてきたのでしょうか。

その人にも制御が利かない幼少期があり、幼い瞳でさまざまな出来事を目撃し、その胸にさまざまな感情を経験し、来る日も来る日もいろいろなことを考え、乗り越えたり、乗り越えられず挫折したりもして過ごしてきたのでしょう。

これまでその人が経験してきた、さまざまなストーリー。外面からでは到底推し量ることができない、その膨大な経験、膨大な感情の歴史を背負い、今もなお何かを抱えながら生きているその人に対して、何て声をかけてあげたいですか？

いつか必ず訪れる最期の日が来る前に、何をしてあげたいですか？

その人を構成するすべての細胞、心の隅々に至るまで、さらにその奥にもし魂があるならば、その奥にまで響くように、その人の幸せを願ってみましょう。

その人が、幸せでありますように（**心の中で復唱**）。

その人は、今、何を抱えて生きているのでしょうか。何に悩み、何に苦しみ、今日を過ごしているのでしょうか。心の底から、その人の幸せを願いましょう。

その人が抱えている悩みや苦しみが、なくなりますように（**心の中で復唱**）。

その人は、何を楽しみに今日を生きていくのでしょう。何に憧れ、何に喜びを感じ、何から今日を生きる元気を絞り出すのでしょうか。心の底から、その人の幸せを願いましょう。

その人が大切にしていること、願いごとが叶いますように（**心の中で復唱**）。

そのためにこそ、その人の心の中にある慈しみの心が育まれるようにと、心の底から願いましょう。

その人の慈しみが、深まっていきますように（**心の中で復唱**）。

今日のととのい術は……40（P.162）

POINT

感謝

39

当たり前の毎日に「ありがとう」。それは、幸せの感受性がぐーんと高まる魔法の言葉。

自分の身体や、感情。周りの人や物事に感謝しよう！

私がここにいることが奇跡！
ありがとうございます
ありがとうございます
ありがとうございます
ありがとうございます
ありがとうございます
ありがとうございます

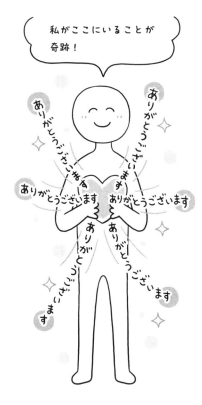

呼吸ができてありがたい、身体があることがありがたい、すべてに感謝を！

みなさんは、地球という星に生まれてきたことや、いくらでも呼吸ができるということに、心からありがたいなぁと感じたことがありますか？　ちょっと壮大過ぎたかもしれませんね。もう少し現実的な質問をすると、水道をひねれば水が出ること、今日食べるものがあること、またこの本が読める視力や聴覚、理解力や思考力があるということに心から感謝したことはありますか？

たまたま今朝も問題なく目が覚めて、たまたま昨日とほぼ変わらない生活ができるので、つい忘れてしまいがちですが、考えてみると今自分が持っているものの中で、これからずっと失わずに済むものは一つもありません。

残酷な事実ですが、間違いなく、私たちはすべてを失います。

若さ、健康、能力、絆、役割、命、すべてを失います。

今日のととのい術は……　31　（P.126）

この世に「当たり前」のものなんて一つもなくて、今あるもの、持っているもの、感じられるものはすべて有限で、奇跡と呼んでもおかしくないくらい「有り難いもの」だということを、私たちはついつい忘れてしまいがちなのです。

そんな「当たり前」だと感じてきたあらゆる存在に対して、改めて感謝の気持ちを取り戻すことは、それらを大切に感じるために欠かせない要素であり、幸せに生きるための必須項目でもあります。

呼吸をしているということ。今この瞬間を、五感を使って経験することができているということ。心が動いてくれているということ。喜びや楽しみだけじゃなくて、悲しみや寂しさを経験することができるということ。質とか量とかに関係なく、少なくとも何かを食べることができるということ。

そのすべては、長い長い時間軸の中で、そして地球規模の視点で物事を捉えてみたときに、奇跡とも言えることばかりなのではないでしょうか。

すらりと背すじを伸ばして、のんびりと呼吸をととのえましょう。

伸ばせる範囲で伸びてくれている背骨、浅かろうが短かろうが、いつも働いてくれている呼吸を感じます。今、息が吸えるということ、吐けるということ、それを感じることができるということ、そして腕や脚、心や感情など、**今まだあるもの、今まだ持っているもの、まだ近くに居てくれる人、まだできること、今も動いてくれているものを感じていきましょう。そしてその一つひとつに対して、心の中で、心の底から、心を込めて伝えていきましょう。**

ありがとうございます。

たったそのひと言を心の中で唱えるだけで、幸せの感受性が高まっていきます。底の方から、心が透き通ってきます。

今日のととのい術は……06（P.38）

POINT

スタート地点を確かめる

40

今この瞬間の自分を、「一枚の絵」にしてみると、新しい物語がはじまる。

たとえ今がピンチでも大丈夫。
新しいストーリーを描いていこう。

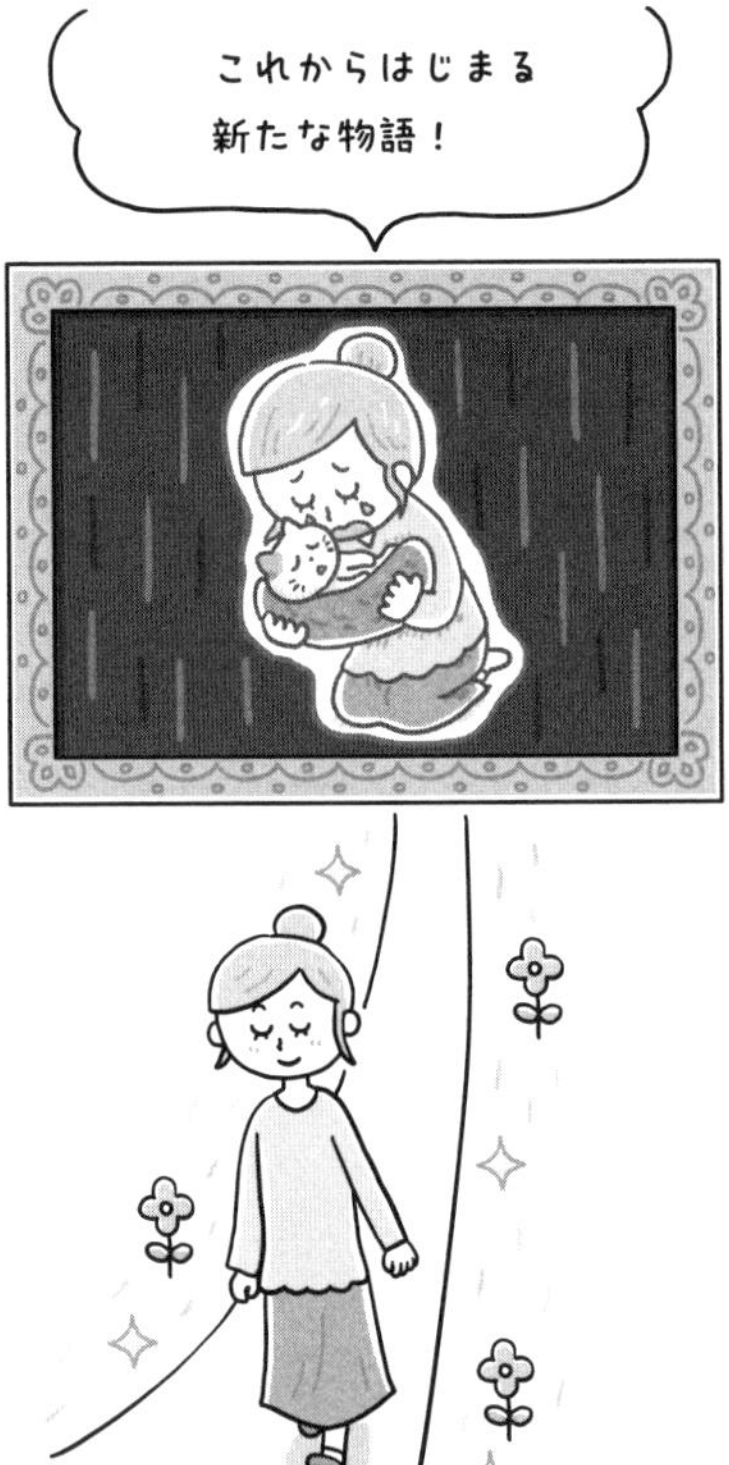

今この瞬間は、明るい未来に向けた最初のシーンと受け止めよう。

「もうダメかもしれない！」そんなふうに感じるときも、長い人生の中ではあるでしょう。そんなときは「今この瞬間」を「一枚の絵」にしてしまいましょう。

といっても、本当に描かなくても大丈夫。今この瞬間の自分の状況を一枚の絵としてイメージするだけなので簡単です。たとえば、連ドラの中盤あたりの回のラストシーンで動きが止まり、静止画の上をエンドロールが流れる感じです。

今この瞬間は、これまでのストーリー（自分の歴史）の最後のシーン。

この一枚の絵にこれまでのすべてが織り込まれていて、絶望的に傷ついたシーンや絶体絶命のシーンから、これからの物語は始まっていきます。

今この瞬間は、これからのストーリー（自分の未来）の最初のシーン。この一枚の絵をまるっと受け止めることから、これからの物語は始まっていきます。

column

最も深い瞑想の境地とは

瞑想とは、あらゆる執着の元を断ち切って、今この瞬間をありのまま受け取ることですが、これを究極に突き詰めると、俗世を捨てて山奥に籠り、修行に明け暮れている仙人のようなイメージを持つ方が少なくありません。

実際に、本当に執着を断ち切るためには、そこまで徹底しないと不可能かもしれませんが、ただ、さらにその段階を突き抜けていくと、また俗世に戻ってくるとも考えられています。

欲にまみれた俗世に戻り、ただそれらにまみれることなく目の前の人の役に立ち、そんなすべての瞬間を悟り切ったやさしい意識で見守っている境地が訪れるというのです。

実生活や実社会でも、「ありのまま」に受け入れる姿勢や、瞑想の境地にたどり着いた意識をもつことで、人生が今よりもさらに豊かになるでしょう。

第5章

「人生」がととのうヨガの哲学

POINT

死を意識すること

41

人生最後の瞬間を想像してあらゆるものを手放すと新しい自分と出会える。

古いものをこわしてから、新しいことをはじめよう！

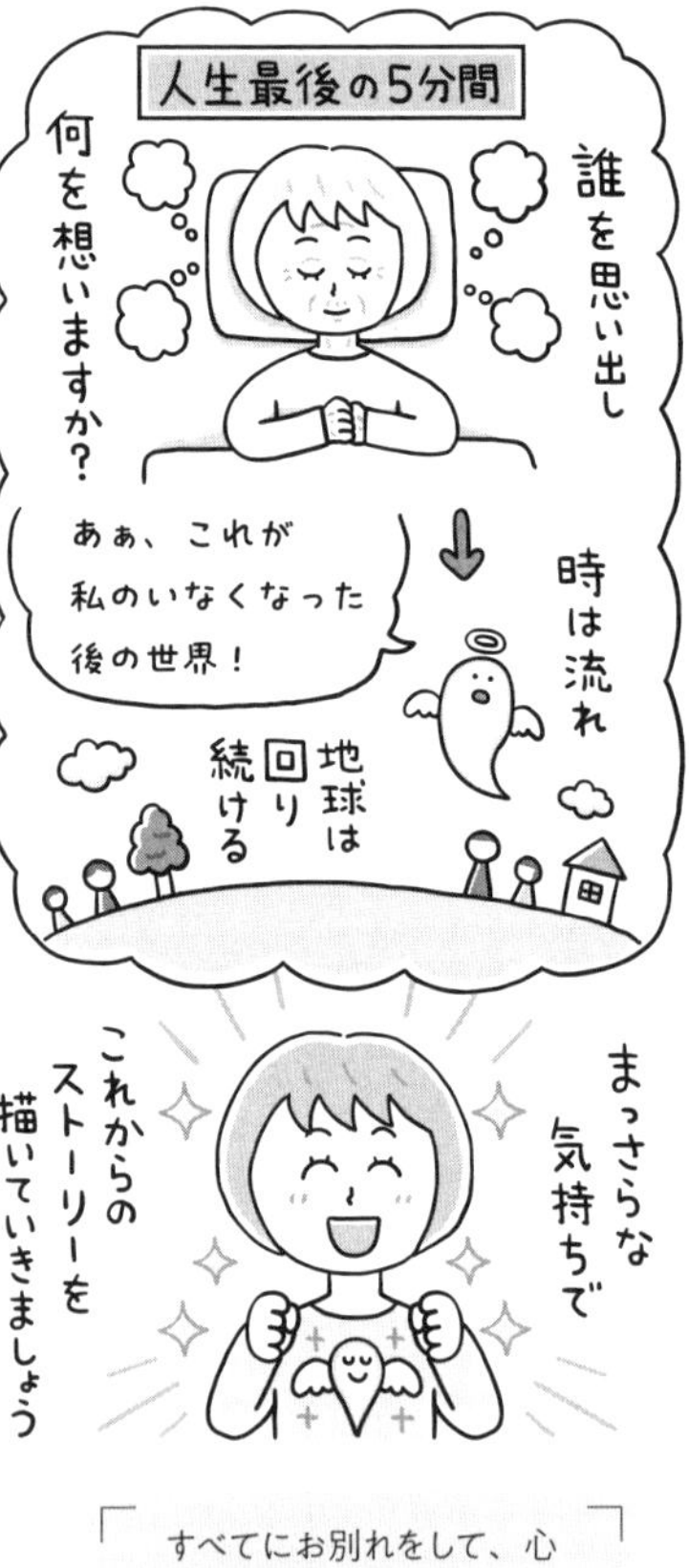
人生最後の5分間
誰を思い出し
何を想いますか？
あぁ、これが私のいなくなった後の世界！
時は流れ
地球は回り続ける
まっさらな気持ちで
これからのストーリーを描いていきましょう

「すべてにお別れをして、心を再起動させると、新しい考え方を得られるよ♪」

今、世界中でヨガを始める人の意識が変化しています。

美しさや強さを手にするためではなく、これまでの生き方に行き詰まりを感じ、**幸せな生き方を見つけるために、ヨガを学ぼうとする方が増えている**のです。

ヨガの世界では、**新しい何かを創造するためには、それまでの自分を破壊する必要がある**と教えていますが、人生をととのえる章の冒頭ということで、その考えに倣って、**あらゆる価値観を破壊する、とてもパワフルな瞑想法**を実践してみましょう。その名も「臨死の瞑想」です。

最初は難しく感じるかもしれませんが、スティーブ・ジョブズは、毎朝自分の死を想像することで、本当に大切なものを見出していたと言います。

軽く背筋を伸ばしてくつろぎ、のんびりと呼吸をととのえて、今日が人生最後の日の最後の5分間だと想像してみましょう。

遅かれ早かれ、私たちは必ず、誰もがその5分間を経験します。これまでの人生で、誰と出会い、何を手に入れてきたとしても、そのすべてとお別れをしないといけない瞬間を迎えることになるのです。

そんな人生最後の5分間に、**走馬灯のようにどんな場面を振り返り、誰のことを思い出し、何を想うのでしょうか？**

軽く目を閉じて、1分でも2分でもいいので想像してみましょう。

やがてあなたは最後の瞬間を迎え、すべてを手放して、旅立っていくことになります。ゆったりと呼吸を繰り返しながら、**自分がいなくなった後の世界を想像してみましょう。**

自分がまだ生きていた頃と同じように、当たり前のように朝が訪れて日が昇り、大切な人たちは日常の生活へと戻り、それぞれの時間を過ごしていきます。その人たちは、どんな表情で生活をしているでしょうか。

さらに時は流れ、その人たちも順番に旅立っていき、**あなたのことを直接知っている人は全員いなくなる日が来ることでしょう。**それでも変わらず時は流れ、いつも通り地球は回り続けていくことでしょう。

必ずやってくるそんな「自分がいなくなった後の日常」を、軽く目を閉じて1分でも2分でもいいので想像してみてください。

そんな遠い未来の世界から、もしもう一度だけ、この本のこのページを読んでいた日に戻れるとしたら、**どんな人生を生きたいですか？　どんな人でありたいですか？　最も大切にしたいものは何でしょうか？**

軽く目を閉じて、ゆったりと深呼吸をしながら、遠い未来から、自分の身体に戻ってくるイメージを描きます。呼吸の感覚、身体の感覚を取り戻し、まっさらな気持ちで、これからのストーリーを描いていくことにしましょう。

今日のととのい術は……37（P.150）

POINT

わくわくと
共に生きる

42

キラキラしていた瞬間を思い出し、幸せな感覚をつくり、その感覚で毎日を過ごそう！

一度きりの人生、心と身体を
幸せな感覚で満たして生きていこう！

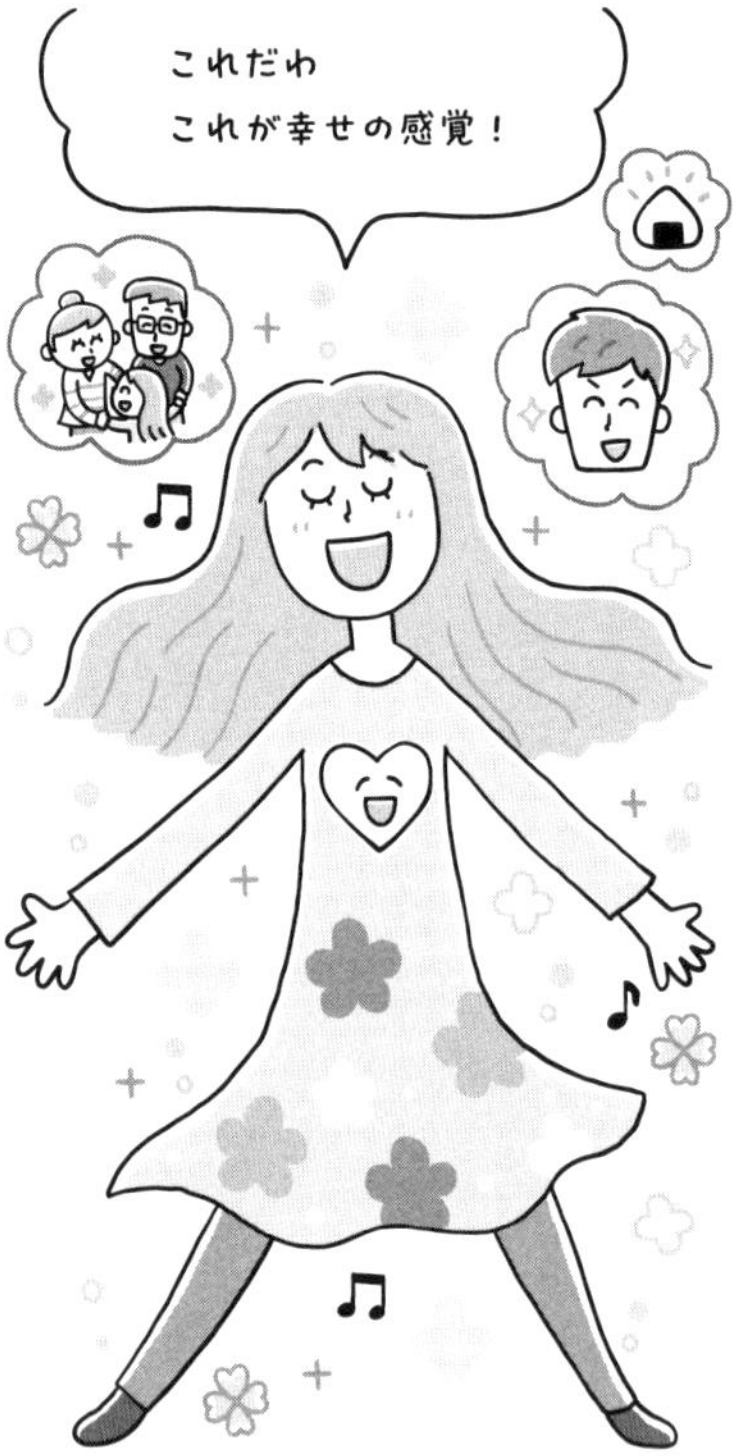

いきいきしていたときのことをメモすると、やりたいことが見つかるよ！

みなさんは近ごろどんな気分、心の状態、身体の感覚と共に過ごしていますか？
目の前が明るく開けるような、いきいきとした状態でしょうか。それとも、楽しいこととは無縁で、塞ぎ込むような感覚でしょうか。胸の奥の感覚、頭の中の状態、表情の様子、呼吸の調子、全身の感覚など、軽く目を閉じて、しばし内側の状態をスキャンしてみましょう。

幸せな人生には、わくわくする瞬間、心から幸せだと感じる瞬間が欠かせません。そんな瞬間を自分に与えてあげることでこそ、日々の生活に潤いを与え、意識的に自分を幸せな状態へとチューニングしていくことができるのです。

ということで、今から**わくわくするイメージで自分を満たす、わくわくワーク**を行っていきましょう。吸う息で頭頂を引き上げ、吐く息でそこにぶら下がるように脱力したら、何度かのんびりと呼吸を繰り返しましょう。

次に、**これまでの人生を振り返ってみて、わくわくしていた瞬間、嬉しかった瞬間、何かに夢中になっていた瞬間を思い出してみましょう。**

大昔のエピソードや、短いエピソードでも構いません。自分がキラキラと輝いていた瞬間、幸せだった瞬間を思い出してみます。「おいしいごはんを食べたときの感動」「憧れの人と目が合ったときのときめき」など、ほんのちょっとしたことでも幸せだったな〜と思うことなら、なんでもOKです。

ゆったりとした呼吸を繰り返しながら、たっぷりと時間をかけて思い出してみましょう。いきいきとしていたシーンの映像、そのときの心の状態、胸の奥の感覚、頭の中の状態、表情の様子、呼吸の調子、全身の感覚。そのときに漂っていた香り、聞こえてきた音など、五感を総動員して、そのときの状況をできるだけ細かく思い出し、丁寧に自分の内側に再現していきます。

この感覚、この気持ちと共に生きていくことが大切なのです。

ゆったりとした呼吸を繰り返しながら、その感覚で、今この瞬間の**全身の細胞をいっぱいに満たしてあげましょう。**ゆったりとした呼吸を繰り返しながら、その感覚で、今この瞬間の**心の隅々までいっぱいに満たしてあげましょう。**

十分にその感覚で心と身体を満たしたら、次は心のアーカイブを検索しながら、他のシーンも思い出していきます。とても嬉しかった場面、とても満たされていた場面、とても幸せだった場面を、五感をフル活用しながら思い出し、その感覚で心と身体をいっぱいに満たしてあげましょう。好きなだけ、好きな数だけこのプロセスを繰り返し、もういいかなと思ったら、**今日思い出したエピソード、そのときの感覚をメモしておきましょう。**「推しのイベントに向かう途中に胸が高揚して視界が広がり、身体が軽く全身を何かがみなぎる感覚」など……。このメモの蓄積がいつか、**自分が本当にやりたいこと**への気づきへとつながります。

POINT

幸せの循環

43

誰か大切な人を幸せにすることをイメージして、持続する幸せを見つけ出そう。

利己でも利他でもない「利全」が、自分の意欲を引き出す秘訣。

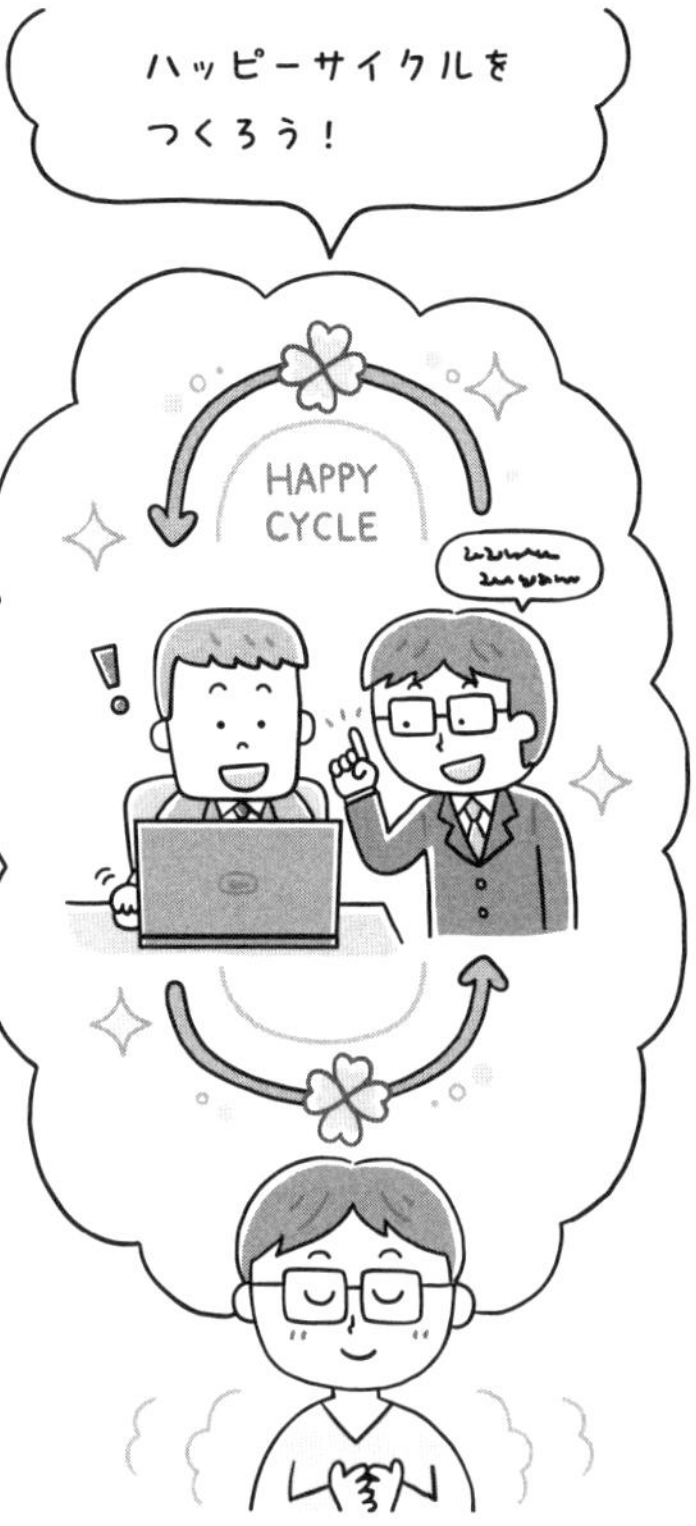
ハッピーサイクルをつくろう!
HAPPY CYCLE

自分の幸せと、誰かの幸せを、結びつける力を身につけよう!

自分の人生なんだから、自分が思うように、自分のために生きたい！

今や胸を張って堂々とそう主張できる時代になりましたが、自分の人生を幸せに生きるためにこそ、知っておいていただきたい事実があります。

それは、**自分のためだけに生きていると（利己）、幸せが循環しない**ということです。誰もが自分のことを本当に想ってくれている人、苦しい場面で支えてくれた人には、心から力になりたいという気持ちが芽生えやすく、その人との間でやさしさや思いやりが循環しやすくなります。また困難に出くわしたとき、自分のことだけを優先させるときより、大切な人のために何かを為そうとするときのほうが苦痛に対する耐性が高く、集中力や生産性が向上することが分かっています。

でもその一方で、実は**他人のためだけに生きていると（利他）、疲弊してしまう**ということも明らかになっていて、社会貢献だけを大切にしている人は、集中力や生産性があまり高くないということが分かっています。

今日のととのい術は……30（P.122）

大切な人のためであり、同時に自分のためでもあるという、自分を含む家族やチームの幸せを願う「利全」の感覚を持った人が、最も幸せを循環させやすく、意欲や集中力が高いということなのです。

ここでは、そんな利全の感覚を育む簡単なワークを行いたいと思います。

姿勢をととのえてから、何度か深呼吸を行い、大切な人を一人選んで心に思い浮かべましょう。家族や友人、仕事で関わっている人、もしくは生活に困っている人や保護猫など、特定の境遇の人や動物、あるいは自然環境などでも結構です。

ゆったりとした呼吸を繰り返しながら、**自分がその人（対象）の役に立てていて、その人が幸せになっている場面をイメージしましょう。**

幸せに満たされたその人と、その幸せに貢献している自分とで、幸せを共有している場面を思い描き、その人の表情や、自分の内側にある感覚をリアルに味わいながら、自分に語りかけてみます。

今、この人を笑顔にすることができていて、私自身が幸せを感じています。

今、この人の幸せに貢献することができて、私自身が幸せを感じています。

たっぷりと時間をかけて、ゆったりと呼吸を繰り返しながら、何度も何度も心の中で繰り返してみましょう。もし、心からの幸福感が湧いて来ないようなら、今のタイミングでは、その人に何かをしてあげることが、自分の直接的な喜びにはならないのかもしれません。

そしてもし、自分の心が深く満たされるほどに、その人に何かしてあげたいと感じ、それが叶ったときの喜びを感じることができたなら、具体的に何をしてあげたいのかを明らかにしていくとよいでしょう。

その人への献身が、自分の人生に意味を与えてくれるはずですから。

POINT

意識の持ち方

44

「欲」を感じる理由を知って自分を幸せに導こう。

今欲しいと思っているものは何かの代用品かもしれないよ。

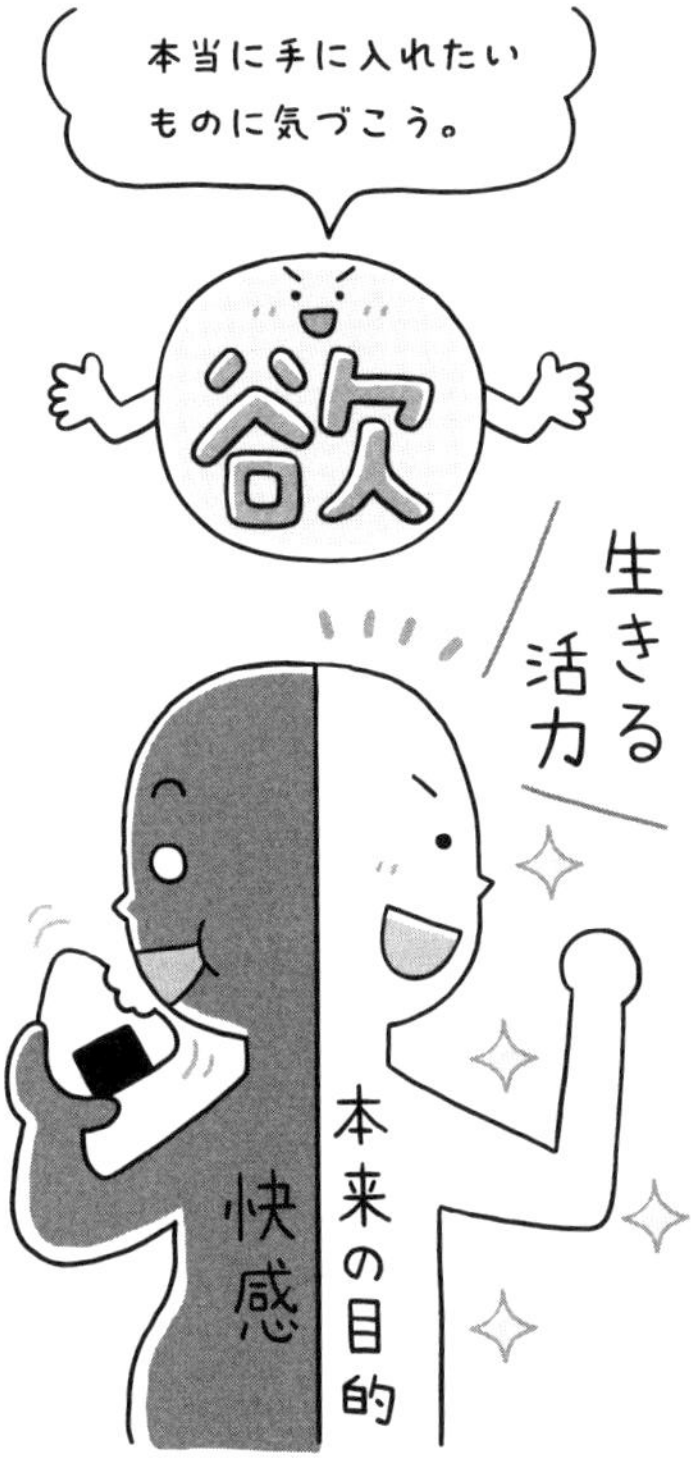
本当に手に入れたいものに気づこう。
欲
生きる活力
本来の目的
快感

快楽を得ようとする心ではなく、その先にある気持ちに気づこう!

幸せな生き方を語る上で欠かせないのが、「欲」との付き合い方です。

欲は身を滅ぼすとか、欲を滅することが幸せへの道のりだとか言われたりしますが、そのメカニズムを丁寧にひも解いていくと、**欲は悪者ではなく、私たちを幸せへと導く道しるべであるということが見えてきます。**

心理学者のマズローによると、私たちの欲には段階があって、一つの欲を満たすと次の段階の欲が現れ、順に満たしていくことで、**最終的には「自分らしく幸せに生きる状態」に至ると考えられています。**

食べたり寝たりすることで命をつなぎ（生理的欲求）、それらが安定的に満たされる環境を確保し（安全の欲求）、社会とつながって安心感を獲得し（社会的欲求）、そのメンバーから評価されることで自分の存在意義を実感し（承認欲求）、自分らしく幸せに生きる（自己実現の欲求）ようにできているというのです。

問題なのは、これらの欲が持つ「本来の目的」ではなく、叶えられた時に生じる「快感」の方に執着してしまい、健康を害するほどに食べたり、嘘をついたりしてまで評価を得ようとする「欲の誤作動」を起こしてしまうことなのです。

ここではそんな誤作動から抜け出し、快楽とその背後に潜む目的とを丁寧に見極めて、貪《むさぼ》りのループから抜け出す内観法をご紹介しましょう。

軽く背筋を伸ばし、何度か呼吸を繰り返しながら、心にわずかな静寂をつくり出せたら、今自分がとらわれている欲や貪りを感じていきます。食べ物や嗜好品への執着、依存に近い習慣、過剰な競争心など、まずはそういった欲が心にあるということに気づいてあげ、やさしい言葉と共に歓迎してあげましょう。

「そうだよね、欲しくなるよね」と、ゆったりとした呼吸を繰り返しながら、その存在をやさしく受け止めてあげます。そして、自分に問いかけてみましょう。

「その欲を満たすことで、本当に手に入れたかったものは何なんだろうね」って。

快感はご褒美に過ぎず、その背後には必ず本当の目的が隠されています。本当に欲しいものが手に入らなくて、その代用品として快楽を欲しているだけなのかもしれませんし、本当に欲しいものは心の深いつながりだったり、自分が必要とされているという実感だったり、存在している意味だったり……。

自分の、心の深い部分の真意に気づいてあげましょう。

じっくり時間をかけて向き合ってあげましょう。

こんなふうにして、自分の心が本当に欲しいものは何かを明らかにしていけば、いつかはどんどん欲本来の目的が達成されていき、自分らしく好きなように生きていながらにして、社会から必要とされ、評価されていく流れに人生を戻していくことができるようになることでしょう。

POINT

等身大の自分

45

「得意なこと」と「苦手なこと」を直視できれば「自分の活かし方」が見えてくる。

その時々で変化する「自分の活かし方」に対応できる自分になろう。

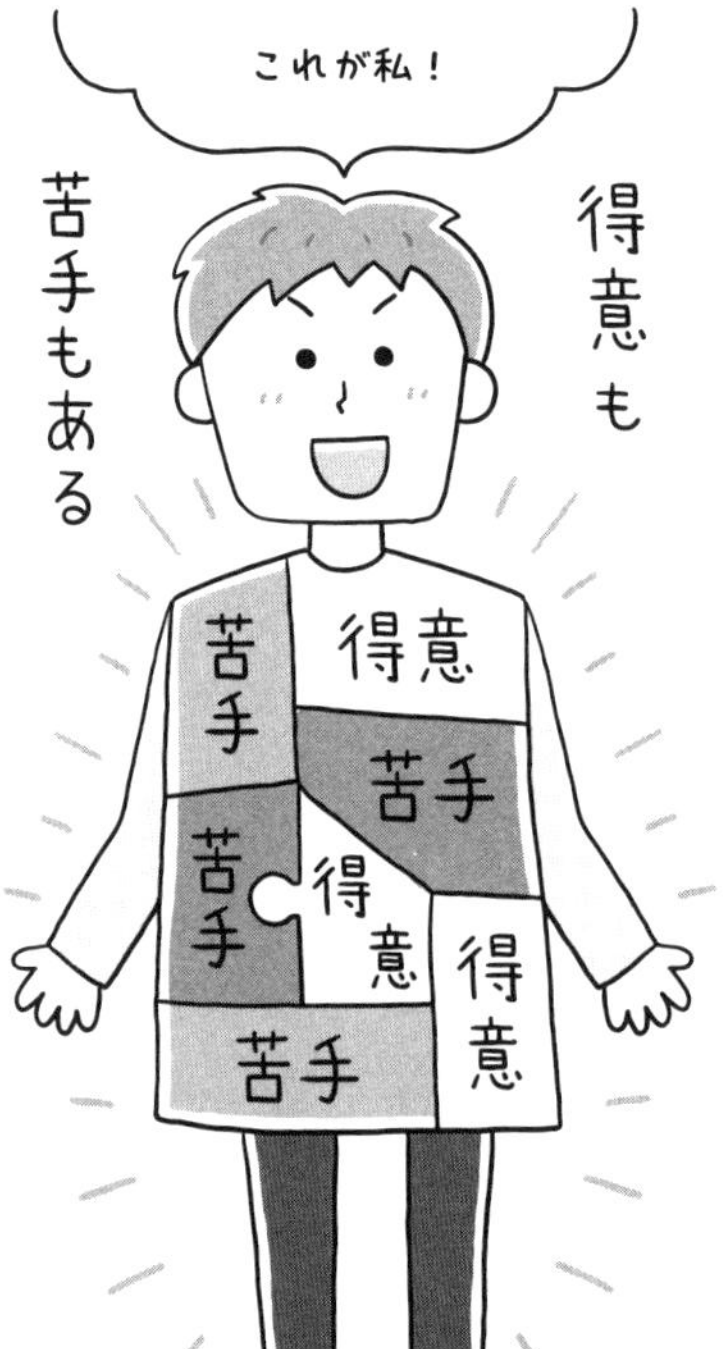

悪い比較は自分をダメにして、良い比較は自分を幸せに導いてくれるよ。

自分と他人を比較することは無意味です。

とりわけ、自分が劣っている要素と、他人のすぐれている要素とを比較して、無駄に落ち込んだり、無理してマウントを取ろうとしたりするのは、まったく無意味なことだと断言します。自分が擦り減るだけで何ひとつ生み出しませんから。

でもひょっとすると、**その場面で「自分ができること」を見つけるための比較なら、大いに意味があり、むしろ推奨されることなのかもしれません。**

たとえば、会社の同僚メンバーでバーベキューをしているとき、仮に自分は力仕事が苦手、調理も苦手だとして、そのときの面々を見渡してみると、どう見ても自分は雑務係に回るのが一番という流れになるかもしれません。

ですが、たまたまその翌週、地域のボランティアで子どもたちとバーベキューすることになったとき、どう見てもその中で一番の力持ちは自分、調理も一番得意な人になっているかもしれません。

その状況の中で**自分にできること**を見つけるために、周囲の人と自分とを比較することは、幸せに生きる上でとても大切なことなのです。

そしてそのためにこそ、等身大の自分にできること、できないこと、好きなこと、苦手なことを、そのまま認めてあげて、**いいとか悪いとかではなく「これが私」と胸を張った自分でいることが、とても大事なことではないでしょうか。**


背筋を軽く伸ばし、のんびりと呼吸を5回ほど繰り返しましょう。

そしてまずは、**自分が比較的「得意」とするものを意識してみましょう。**

我慢強さ、控えめなところ、気の強さ、計算が早い、よく食べること、数週間外に出なくても平気なところ、常時テンションが高いこと、ニッチなアニメ好きなことなど、一番でもトップグループでなくてもいいので、自分が何となく得意だとするものを感じていきましょう。

ゆったりと呼吸を繰り返しながら、その一つひとつの得意なことに、心の中で話しかけてあげましょう。そうだね、そうなんだね、これが私だね。

しばらくは得意なものを思い浮かべては肯定することを続け、そろそろいいんじゃないかなと思ったら、自分が「苦手」とするものにも手をつけてみましょう。うんうん、そうだよね、それも私だよね。**そんな自分だからこそ見える景色が必ずあり、そんな自分だからこそ担えるものが必ずあるんだよね**って。

一切の先入観を捨てて心をまっさらにして、今この瞬間、自分が置かれている環境の中で、ありのままの自分自身を感じながら、たまには自分に言い聞かせてあげましょう。

これが私です。

今日のととのい術は……　28（P.118）

POINT

自分の存在意義

46

人生の指針や大願を心に抱くと生きる活力が湧いてくる。

「やりたいこと」「やるべきこと」「できること」を照らし合わせよう！

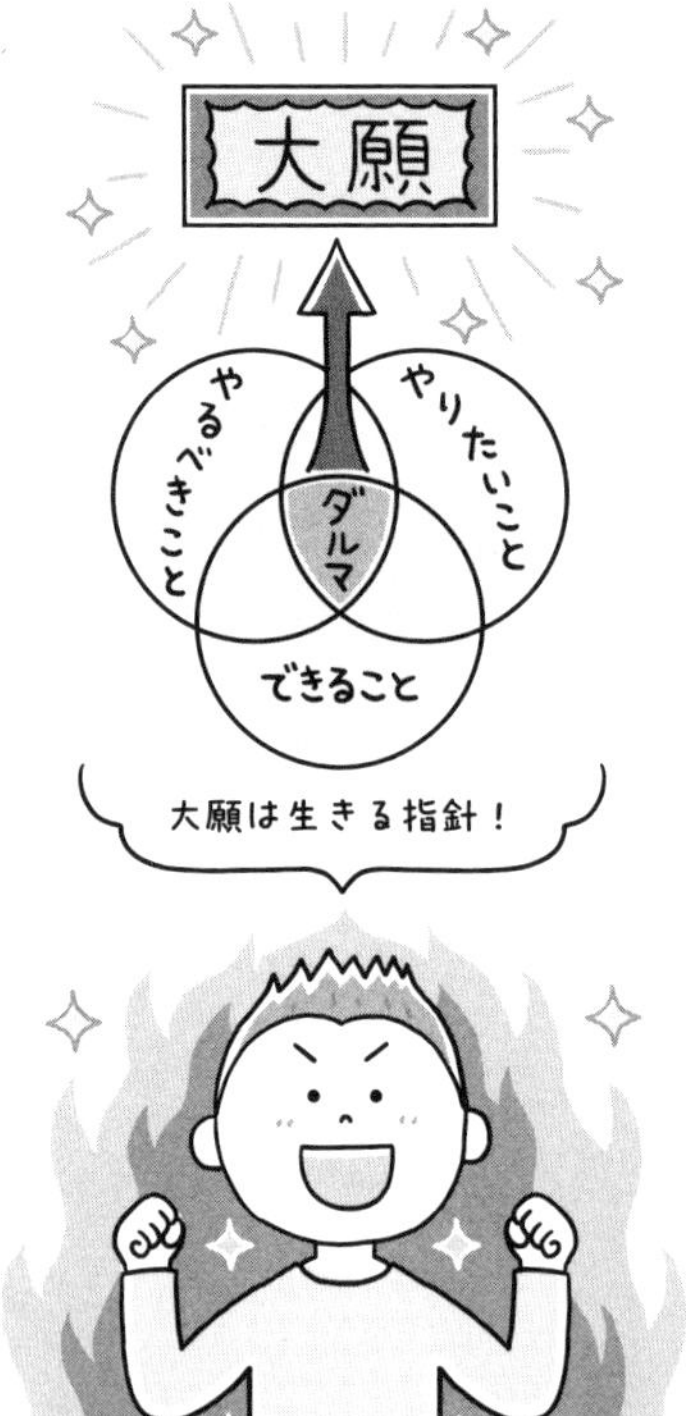

大願
やるべきこと
やりたいこと
ダルマ
できること
大願は生きる指針！

「自分で自分を承認する力を身につけることは、幸せへの第一歩。」

生きる意味を見つけ、自分軸を持って生きている人は、困難を乗り越える力にみなぎり、幸せに満ちています。誰かから「いいね」をもらうことで承認された感を得るのではなく、他でもない自分自身が**自分の存在意義**を明らかにして、自分自身を承認することができ、わくわくしながら日々を生きています。

ヨガでは、この「自分の存在意義」のことをダルマ（自分の務め）と呼び、迷いなく幸せに生きる上で最も大切なことの一つとして考えています。ダルマとは、ご存じ、七回転んでも八回起き上がってくるダルマ人形の語源、中国禅宗の開祖である達磨《だるま》大師《だいし》の由来が、このダルマです。

自分が心から欲している「やりたいこと」、自分以外の誰かのためになる「やるべきこと」、そして等身大の自分に「できること」。

あなたにとって、この3つの要素が重なることは何ですか？　この3つが重なる部分がダルマであり、大いなる熱量をもって取り組むことができ、そこから自分の生きている意味を実感でき、そしてやり続けることができることなのです。

ダルマは、達成するとなくなる目標や到達点ではなく、状況が変われば失われる固定点でもなくて、自分が向かうべきであり心から向かいたいと感じる絶対的な方向性、人生の不動の指針です。**それを具体的なレベルまで落とし込んだものをヨガではサンカルパ（大願）と呼び、幸せに生きる指針として大切にしています。**

ここでは、その大願をシンプルな文章にして、それが叶ったときの幸せの感覚と共に、自分の心に投じていくことにしましょう。

軽く背筋を伸ばし、心が鎮まるまでゆったりとした呼吸を繰り返しましょう。

気持ちが落ち着き、心が少しだけ静かになってきたら、**こんな自分になりたい、これをやって生きたい、これに関わって生きたいと思えるものをイメージして、それが今まさに叶えられているという体《てい》で、次のような簡潔で肯定的な文章にします。**３つの要素を網羅しているものでなくてもＯＫです。

私は、周囲の人に寄り添える人です。
私は独創的な料理で、お客様を幸せにしています。
私は医療の分野で、地域の役に立てる人間です。
私は会社のメンバーと共に、困窮している子どもたちに貢献しています。
私は、出会う人を笑顔にできています。

内容は、その時々のインスピレーションでも結構ですし、何度も練習するうちに勝手に定まってくるかもしれませんし、じっくりと向き合ってつくり込んでも構いません。ゆったりと呼吸をして、心がある程度静かになってきてから、それが叶えられているときの身体感覚、そして喜びを誰かと共有しているイメージと共に、心の中で3回、その大願を唱えていきましょう。**自分が最も大切にしているその感覚が、身体や心の深い部分に至るまでゆっくりと染み渡っていきます。**

今日のととのい術は……　31　(P.126)

POINT

今この瞬間

47

目的ばかりに目を向けず そこにたどり着くまでのプロセスを楽しもう。

「未来」の達成感のために「今」を犠牲にしていない？

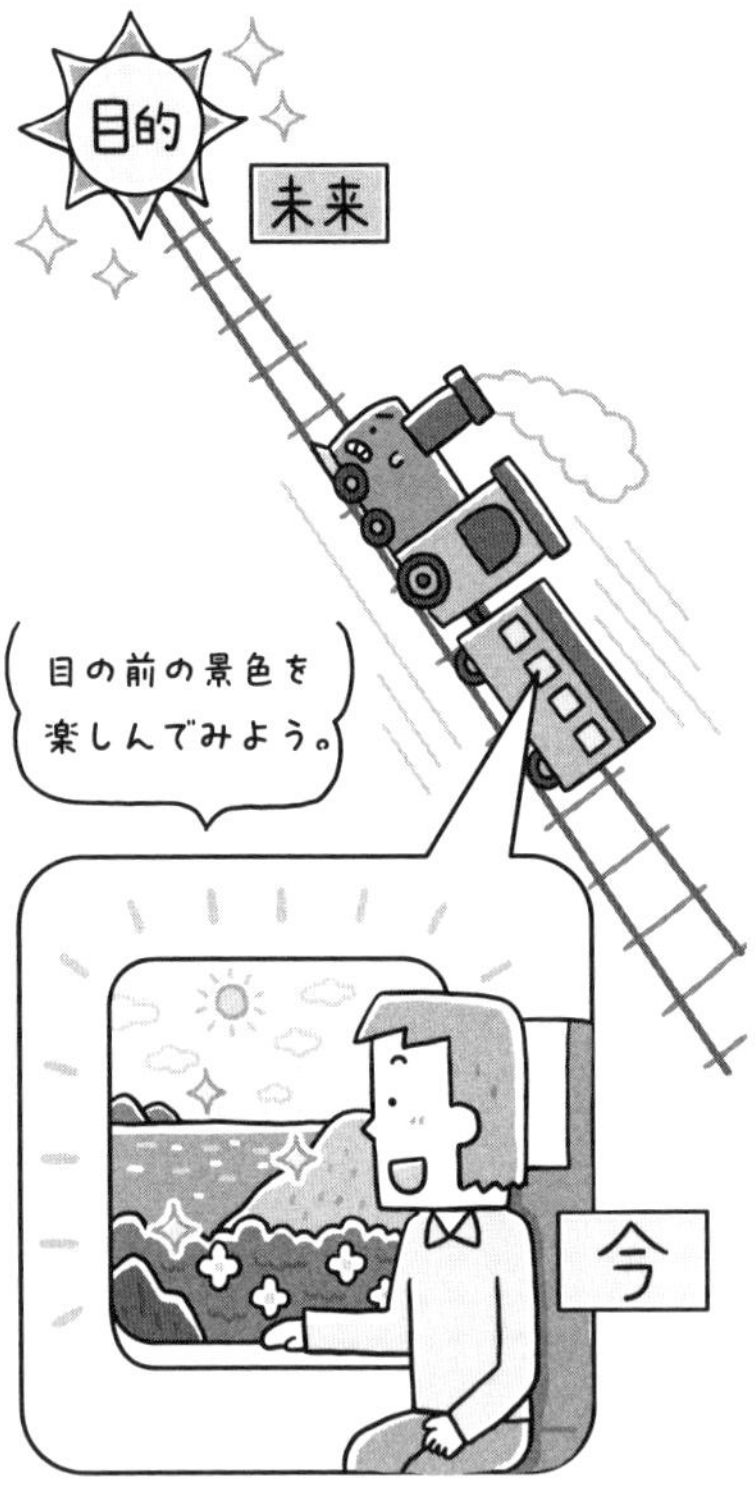

プロセスの中に、豊かな感覚や楽しみがたくさんあるよ。

人生の目的を持って生きていると、目の前のことに全力で取り組む活力がみなぎり、充実した日々を過ごせるようになりますが、それが時として大きな落とし穴への入り口となることも少なくありません。**目標を達成することばかりに気を取られ、今この瞬間を楽しむ余裕がなくなってしまうという落とし穴**です。

私自身、長い間そういう人生を生きてきました。こういう本を書こう、こんなイベントをしよう、プロジェクトを興そうなど、それはもう目まぐるしく動き回り、取りつかれたように本を出したり、取材を受けまくったりして、走り回っていた時代がありました。

確かに、ものすごい熱量で、あり得ないくらい充実した日々を過ごしていましたが、目的地に効率よくたどり着くことや、より素晴らしい場所にたどり着くことばかりに気を取られ、ひどく言ってしまえば**「未来」の達成感のために「今」を犠牲にした生活を送っていたのです。**

人生はよく旅にたとえられますが、人生のほとんどは目的地にたどり着くまでのプロセスです。**その時々で目の前を流れていく、その場所ならではの車窓からの景色を楽しまずして、幸せな人生と言えるのでしょうか。**

生きがいや人生の目的は、今この瞬間に元気を与えてくれます。今この瞬間、自分の心にやさしい炎が起こり、いきいきと輝き始めます。でも**本当に大事なのは「そのパワーを何に使うのか」ということなのです。**

今、目の前にある物事を丁寧に見たり、今している作業や創作活動、稽古などを丁寧に味わったり、楽しんだりすることに使いませんか？

と言っても、快楽主義の提案をしているのではなくて、ちょっとした意識の向け方、心の在り方次第で、目標を持ちながらも、その一瞬一瞬のプロセスを丁寧に味わい、豊かさと共に人生の時間を過ごすことができるということなのです。

試しに、息を吸いながら、どちらか一方の腕を万歳させてみてください。そのプロセスで、どんな感覚と出会いましたか？　それ以前に、**そのプロセスを、味わおうとする気持ちがありましたか？**

ヨガのクラスで同じことをすると、多くの方は「万歳する」という未来にばかり意識を奪われて、一気に万歳して「次は何？」という表情をされます。**そんな少し未来のゴールじゃなくて、そこに至るまでのプロセスにこそ、幸せは織り込まれています。**

ゆっくりと息を吸いながら、ゆっくりと腕を上げていき、その途中で出会う筋肉の収縮や伸ばされていく感覚、衣服がこすれて皮膚が撫でられていく感覚、肩がこわばって何かを訴えかけてくる感覚……。

これまで見逃していた、そんなとてつもなく豊かな感覚を、毎瞬ごとに味わいながら、今というプロセスを幸せに通過していけるといいですね。

今日のととのい術は……　14　(P.66)

POINT

外と内の調和

48

呼吸と共に自分の「外側」と「内側」を同期させると人生が思い通りに進んで行く。

周囲の状況や流れに、波乗りのように上手に乗ることが大切。

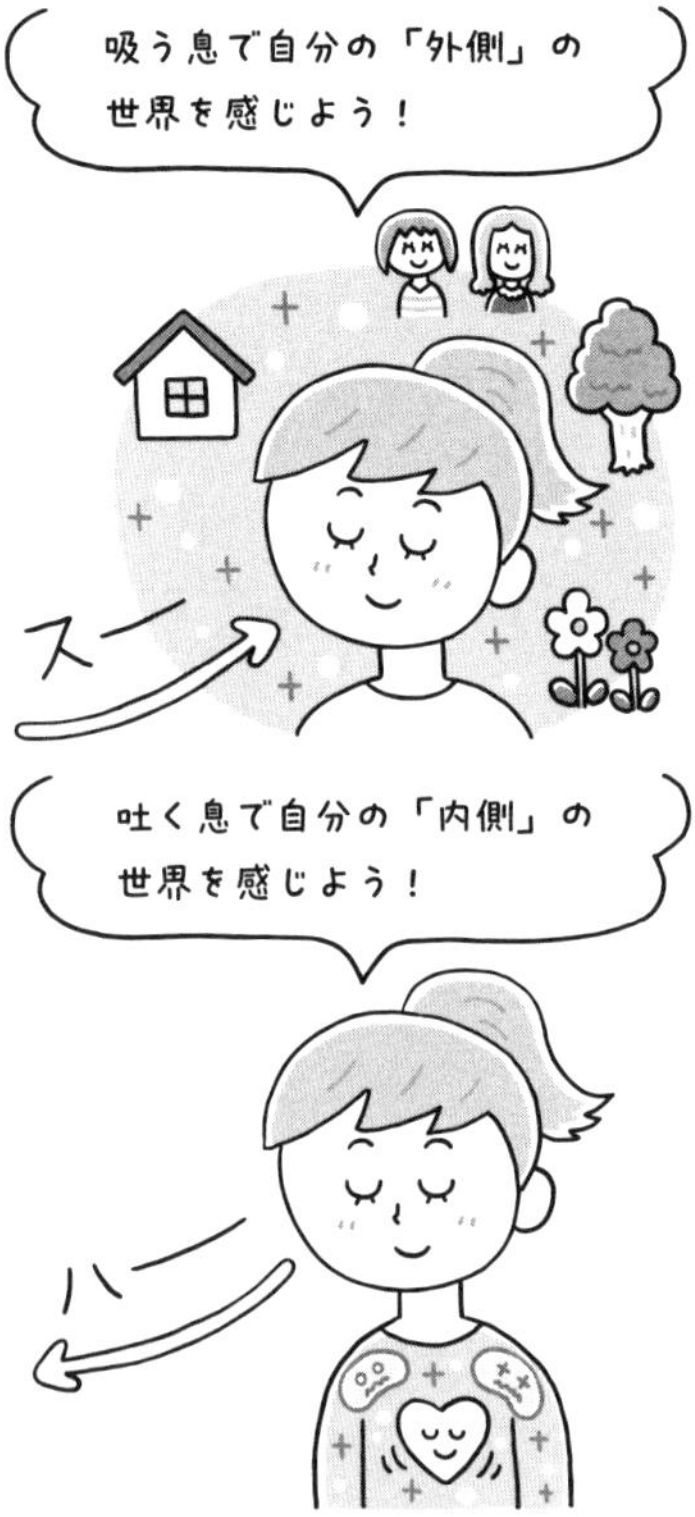
吸う息で自分の「外側」の世界を感じよう！
スー
吐く息で自分の「内側」の世界を感じよう！
ハー

今この瞬間、自分の「外側」と「内側」の調和を楽しもう！

みなさんは、今この瞬間をサーフしてますか？ サーフするというのは「波乗り」のことですが、サーフィンと書くと既存のイメージと結びついてしまうので、あえて「サーフする」という表現にしてみました。自分軸を大切にして、今この瞬間を味わいながら生きていても、目まぐるしく変化する外側の環境にサーフすることができなければ、それが誰かの為であったとしても、押し付けがましい取り組みになったり、独りよがりの人生になってしまったりするかもしれません。

本当に幸せな人生を送るためには、周囲の状況と自分とが常にシンクロし、その流れに逆らわず調和している状態であることが不可欠です。うまく周囲の波を感じ、波に乗りながらも、自分の心がわくわくする方向へと進んで行き、サーフそのものを楽しんでいる状態が、幸せには不可欠な要素だといえます。

ここでは、自分の内側と外側とで起きていることを丁寧に感じ、その二つをシンクロさせていく古典的な瞑想法を紹介していくことにしましょう。

今日のととのい術は…… 09 (P.48)

ソーハム瞑想法といって、吸う息のタイミングで心の中で「ソー」と唱えて外側の世界を感じ、吐く息のタイミングで心の中で「ハム」と唱えて内側の世界を感じる瞑想法です。

ここではその発音（マントラ）を割愛して、外側と内側を感じながらシンクロさせていく、アレンジバージョンをご紹介したいと思います。

軽く背筋を伸ばして肩の力を抜き、何度か深呼吸を行いましょう。ゆったりとした気持ちのいい呼吸が繰り返されています。**その次の吸う息のタイミングで、自分の「外側」の世界を感じ、吐く息のタイミングで自分の「内側」の世界を感じましょう。**吸う息で、外側にある音や空気の漂い、気配、香りなどを感じ、吐く息で、内側にある呼吸の感覚、脱力していく感じ、凝り、疲れを感じます。

ゆったりとしたやわらかい深呼吸と共に、延々と繰り返しましょう。

吸う息で外の世界、吐く息で内の世界。
吸う息で外の感覚、吐く息で内の感覚。

自分以外の人たち、そしてこの内側に在る自分。自分を取り巻く環境、そしてその関わりの中で生きている自分。時代の流れ、そしてその中の自分。今この瞬間の状況、その瞬間を生きる自分。

延々と繰り返し、吸う息で外側にあるもの、吐く息で内側にあるものを、交互に感じていきましょう。

対立や抵抗、否定、批判は疲れを生むばかりで、どんどん消耗する生き方となります。**調和、協調、共生、理解は一体感を育み、労せずして進みたい方向へと自分を導き、そして今この瞬間をサーフする味わいを高めてくれます。**吸う息で外側を、吐く息で内側を、好きなだけこの呼吸を繰り返してみましょう。

POINT

反復の見守り

49

呼吸と動作を見守って自分のパフォーマンスを最大限に引き出す練習をしてみよう。

目標を定め、今この瞬間をただ感じると「ゾーン」が起きる。

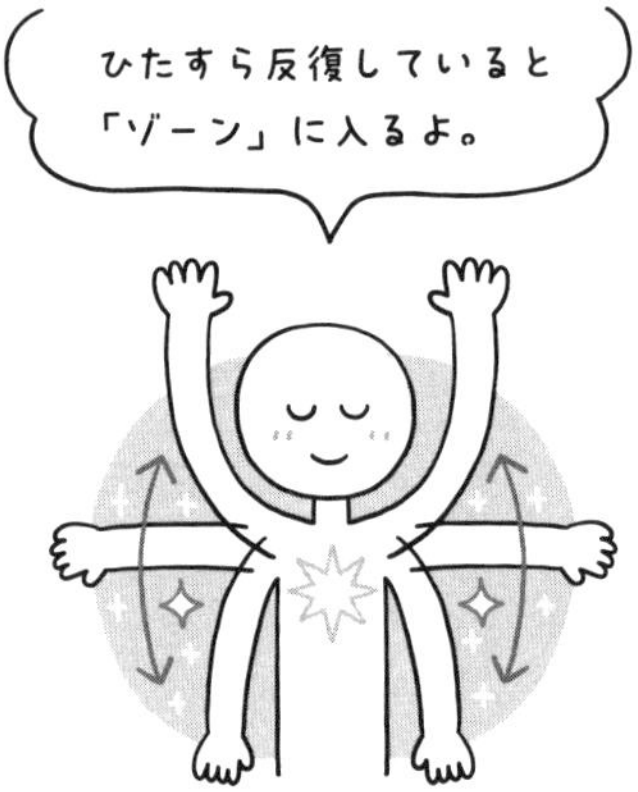
ひたすら反復していると
「ゾーン」に入るよ。

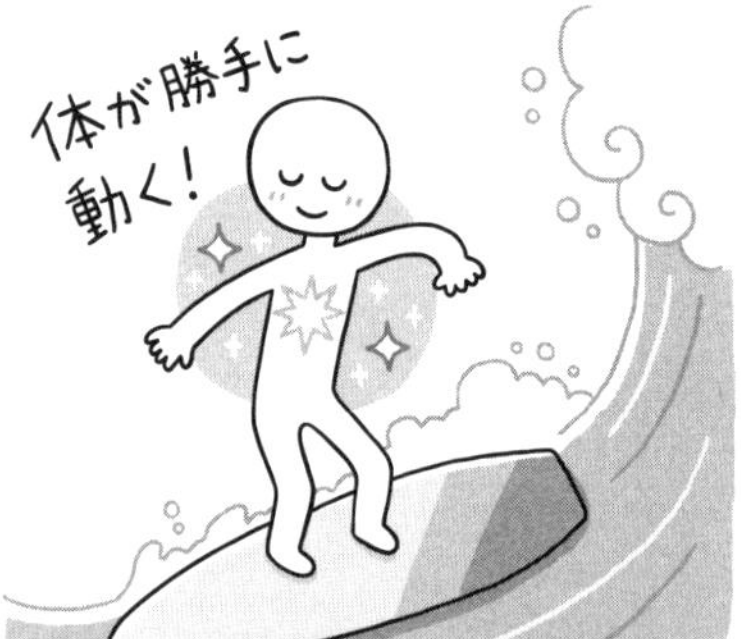
体が勝手に
動く！

何度も繰り返しやっていると、自然と身につく感覚があるよ。

サーフィンの神様と呼ばれる伝説のサーファー「ジェリー・ロペス」という人を知っていますか？　サーフボードがあまり発達していない時代に、何度も巨大な波のパイプをくぐって伝説となった方ですが、彼が言うには、**多くのサーファーにとって本当の宝物になるのは、上手に波に乗ることではなく、波と一体となった精神状態を経験すること**にあるというのです。

波と一体になったサーファーは、スローモーションで波を感じることができていて、外側で起きていることと、内側で湧き起こることのすべてに逆らわず、ただそれを見ているだけ。そのとき、結果として、素晴らしいサーフィンができているというのです。

サーフィンに限らず、多くのアスリートは**極限の精神状態の中で、「パフォーマンスを為す人」ではなく、勝手に動きが内側から湧き起こる様子を「ただ観る人」になるといい、これをスポーツの世界では「ゾーン」と呼んでいます。**

私も今、この原稿を書いているのですが、本当にいい文章を書けているときというのは、それを考えながら書いているときではなく、脳と指が勝手に動き、それをほぼ読む側に回っているときなのです。

この状態を心理学の世界ではフロー状態と呼んでいますが、**本当に私たちの能力が最大限に発揮されるときというのは、目標を達成することに固執しているときではなく、それを手放したときに起こります。**

目標を掲げることで湧き起こったパワーを練習に全力注入し、その上で、目標への固執を手放したときにこそ、本当の力が発揮されるのです。

このゾーンともフローとも呼ばれる状態に近づくために、ヨガではヴィンヤサと呼ばれる「呼吸と動作の反復練習」を行うのですが、ここでは最もシンプルなヴィンヤサの方法をご紹介したいと思います。

やり方は実に簡単。息を吸いながら、両腕を左右から万歳まで持ち上げ、息を吐きながら、両腕を好きなところから下ろす動作を、延々と反復するだけです。

どの分野の鍛錬にも言えることですが、その動きに慣れないうちは頭を使って動くので、実にぎこちないことがあります。それが延々と反復していくうちに「何かを為す」という意識が薄れ、そこで退屈や飽きに心が向かわなければ、その動作を「ただ感じる」という状態が勝手に起こります。

身体は動いているのに、動かしているという意識よりも、ただ感じている意識が強くなっている状態です。一朝一夕では身につかない技術ではありますが、執着を捨て、外側と内側とを丁寧に感じ、呼吸と共に延々と反復していると、**いつかきっと、その状態を経験することができます。**

吸う息で万歳し、吐く息で下げていく。気長に、ただかたくなに、この練習を繰り返していきましょう。

今日のととのい術は……　24　(P.102)

POINT

今できることを尽くす

50

今の自分にできることを全力を尽くしてやってみよう。

すべてのエネルギーを注いで取り組むと心が満たされる！

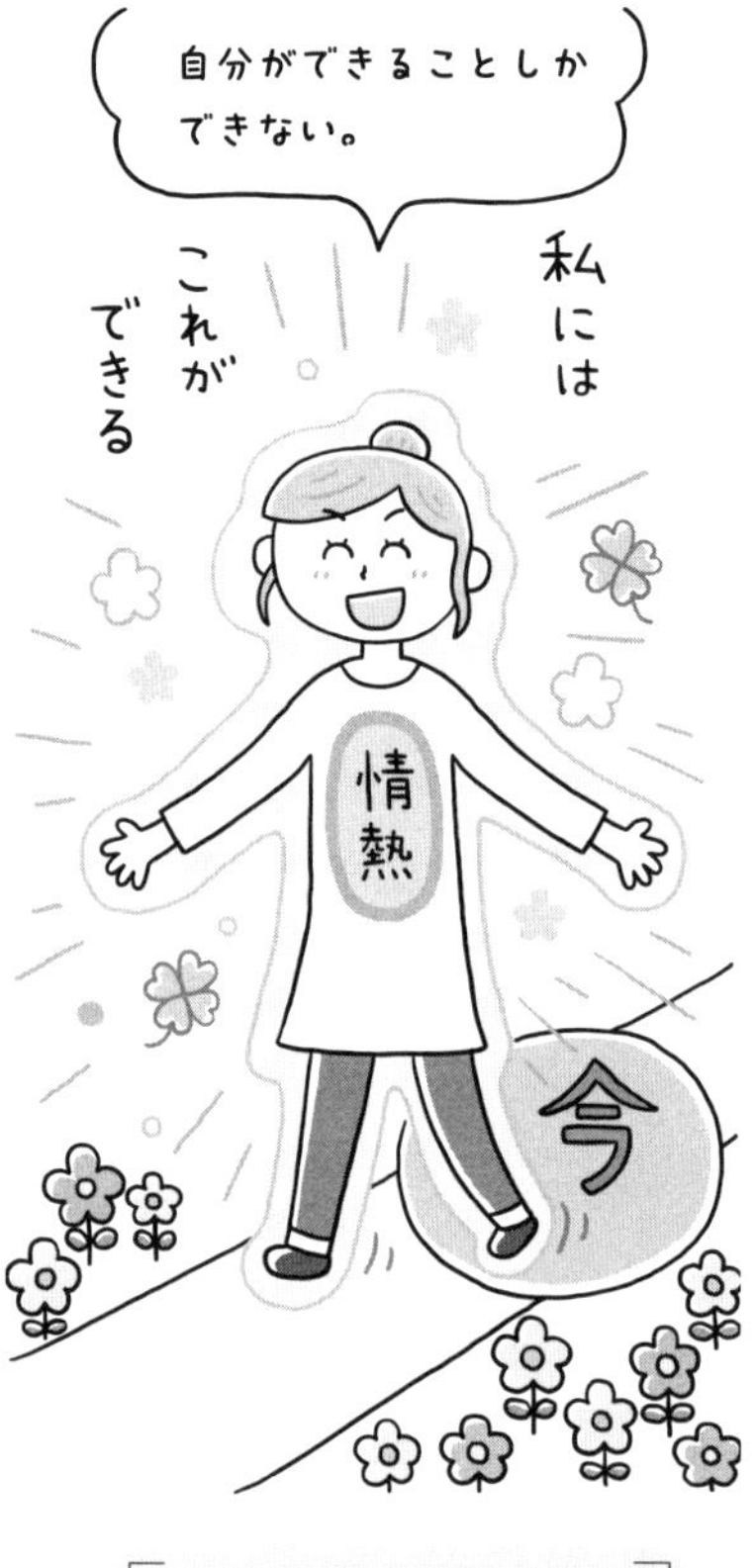

自分ができることしかできない。
私には
これが
できる
情熱
今

頭の中の「理想」を追いかけず「今できることをする」ことが大切。

いよいよ本書の最後のトピックとなりましたので、みなさんに最も大切なことをお伝えしておきたいと思います。それは、

「人は結局、自分ができることしかできない」

ということ。拍子抜けしてしまうくらい、当たり前のことを言ってしまいましたが、この当たり前のことができないことが多いので、あえてお伝えしました。

実はこれが意外と難しいということを確認する意味で、シンプルな呼吸瞑想を行うことにしましょう。頭頂を引き上げて息を吸い、そこにぶら下がるイメージと共に息を吐き、まずは姿勢と呼吸をととのえます。

今から3分間、この本を読むのを中断して、軽く目を閉じて、吸い込まれていく息、吐き出されていく息、お腹が膨らんでいく様子、へこんでいく様子をただやさしく感じてみましょう。

今日のととのい術は…… 08（P.46）

いかがでしたでしょうか。

ひょっとすると、集中して呼吸だけを感じられた人は「良い瞑想」だったと感じたかもしれませんし、雑念ばかりで心を無にすることができなかった方は「悪い瞑想」と感じたかもしれません。

瞑想とは、今この瞬間をありのまま感じること。集中することでも、心を無にすることでもなく、その瞬間起きたリアルを、心でそっと受け止めるだけ。そこには、**良いも悪いも、成功も失敗もないのです。**

頭の中にしか存在しない「理想の状態」「理想の自分」にとらわれ過ぎてしまうと、それを無理に追いかけようとして苦しくなるだけです。

理想を追いかけているうちは、理想ではない今の自分が「残念な存在」にしか思えなくなりますし、理想にたどり着けなかったときに、その時間が「残念な時間」としか感じられなくなってしまうのです。
今できることを、ただ心を込めて尽くせばいいのです。

何かを獲得した未来にだけ幸せがあるのではなく、今をありのまま受け止め、今できることをただ尽くすことで、今ここに幸せを感じることができるのです。
だから、大きな志をもって今この瞬間に情熱を宿すことができたら、その全エネルギーを今この瞬間、自分ができることに注ぎ込んでみましょう。

ただそれだけで、今この瞬間を、最大限の幸せでもって通過していくことができ、その幸せを思い描いた誰かと共有することができ、あくまでもその結果として、欲しかったものを手にすることができるようになるのです。
だから精一杯心を込めて、今の自分にできることを、全力で尽くしてみましょう。人は結局、自分ができることしかできないのですから。

今日のととのい術は……　15　(P.70)

おわりに

本書を書き終え、今、改めて冒頭から読み返してみたのですが、身体から心の深い部分に至るまで、本当に読むだけでどんどんととのっていく様子に、驚きを隠せずにいます。そしてなぜか無性にＳＥＫＡＩ ＮＯ ＯＷＡＲＩの「ＳＯＳ」という曲を聴きたくなり、しばしＰＶを視聴することにしてみました。

実は私、学生の頃にバンドをやっていて、一時は音楽で食べていきたいと思った時期があったのですが、メンバーから才能不足と激しく止められ断念し、そんなメンバーに今では心の底から感謝しています（笑）。

人にはそれぞれ、できることと、できないことがあって、自分ができることを心を込めて尽くせば、必ず自分が生きている意味を実感できるし、幸せを感じることができると、今確信しています。

そして同時に、自分にできないことを、必ず自分以外の誰かがやってくれて、それに触れたときにもまた、幸せを感じることができるものなんだなぁと、この曲を聴いて改めて実感したのでした。

私には、こんなことしかできないけれど、これならできるというやり方で幸せの要素を一度粉々に分解し、再構築したこの一冊を手に取ってくださり、ありがとうございます。

今回、本当に素晴らしいチームで制作できたこの一冊が、みなさまの心と身体のちょっとしたＳＯＳに少しでもお役に立ち、ほんの少しでも共に幸せに近づいていけたらと、心から願っています。

綿本 彰

綿本彰　（わたもと・あきら）

日本ヨーガ瞑想協会会長。幼い頃より、父であり、同協会の名誉会長である故綿本昇からヨガを学ぶ。神戸大学卒業後、インドに渡りヨガ、瞑想、アーユルヴェーダを研修。1994年にヨガ、瞑想の指導をスタートし、長きにわたって日本のヨガ界をリードし、2021年に、厚生労働省が委託する働く人のメンタルヘルスポータルサイト「こころの耳」でヨガを指導／監修。現在は、日本各地でヨガや瞑想の指導、指導者の育成にあたるほか、世界各国でヨガや瞑想の指導、YouTubeで積極的なコンテンツ提供を行っている。『YOGAポーズの教科書』（新星出版社）、『瞑想ヨーガ入門』（実業之日本社）、『ヨガを楽しむ教科書』（ナツメ社）など、著書多数。

ホームページ　https://watamoto.jp/

ブックデザイン　池田香奈子
イラスト　森のくじら
執筆協力　城台晴美
編集協力　吉原朋江（株式会社スリーシーズン）
DTP　東京カラーフォト・プロセス株式会社
校正　株式会社東京出版サービスセンター
編集　池上直哉

読むだけで身体と心がととのうヨガ
人生が輝く魔法のヨガ・メソッド50

著　者　綿本彰
編集人　栃丸秀俊
発行人　倉次辰男
発行所　株式会社主婦と生活社
〒104–8357　東京都中央区京橋3–5–7
Tel 03–5579–9611（編集部）
Tel 03–3563–5121（販売部）
Tel 03–3563–5125（生産部）
https://www.shufu.co.jp
製版所　東京カラーフォト・プロセス株式会社
印刷所　大日本印刷株式会社
製本所　小泉製本株式会社
ISBN978-4-391-16150-2